神经外科诊疗基础与技巧

张玉年　主　编

国家一级出版社　中国纺织出版社　全国百佳图书出版单位

图书在版编目（CIP）数据

神经外科诊疗基础与技巧 / 张玉年主编. -- 北京：中国纺织出版社, 2018.11

ISBN 978-7-5180-5699-6

Ⅰ. ①神… Ⅱ. ①张… Ⅲ. ①神经外科学—诊疗 Ⅳ. ①R651

中国版本图书馆CIP数据核字（2018）第280665号

策划编辑：樊雅莉　　责任校对：王花妮　　责任印制：王艳丽

中国纺织出版社出版发行

地址：北京市朝阳区百子湾东里A407号楼　邮政编码：100124

销售电话：010—67004422　传真：010—87155801

http: //www.c-textilep. com

E-mail: faxing@c-textilep. com

中国纺织出版社天猫旗舰店

官方微博http://weibo.com/2119887771

北京虎彩文化传播有限公司印刷　各地新华书店经销

2018年11月第1版第1次印刷

开本：710×1000　1/16　印张：10.5

字数：202千字　定价：58.00元

前言

随着现代医学科学技术的发展和医疗技术的进步，神经外科疾病的诊疗技术有了突飞猛进的发展。为了进一步提高广大神经外科医务工作者的诊疗水平，帮助神经外科医生正确诊断及防治神经外科各种疾病，降低疾病的发病率，特编写此书，奉献给广大读者。

本书以介绍基础神经外科疾病为原则，着重对颅脑损伤、颅脑肿瘤、中枢系统感染性疾病、脑血管疾病、脊柱脊髓疾病等内容进行系统阐述，除论述经典的理论与检查技术外，亦融入了近年来神经外科学领域的新理论和新技术。

尽管在本书编撰过程中，作者尽了最大努力，对稿件进行多次修改，但由于编写经验不足，加之编写时间有限，书中难免存在遗漏或不足之处，敬请广大读者提出宝贵建议，以期再版时修正完善！

编者

2018年10月

目　录

第一章　颅脑和脊髓损伤

第一节　头皮损伤

一、头皮血肿

头皮血肿多为钝力损伤所致。

(一)临床表现

头皮血肿分为 3 种类型：

1.头皮下血肿　出血局限在皮下，不易扩散，肿块较硬；有时肿块较大，中心稍软，造成颅骨凹陷骨折的假象。

2.帽状腱膜下血肿　出血弥散和聚集在帽状腱膜下的疏松结缔组织，血肿可迅速扩散，有的甚至使整个头部明显变形，谓“牛头征”，头皮触诊软，有波动感。此种情形有时见于学校儿童玩耍时抓扯头发，撕伤帽状腱膜下血管；出血量大时患儿可表现为贫血甚至休克症状。

3.骨膜下血肿　多伴有颅骨骨折，血肿局限在颅骨外膜和各颅骨缝线连接的区域之间，一般不跨越骨缝线，触之可有波动感。

(二)治疗

头皮下血肿早期应该冷敷局部或加压包扎头部限制其发展，24～48h 以后可做局部热敷促进其消散吸收，一般不做穿刺抽血，较小的血肿可在数日内自行吸收消失。帽状腱膜下血肿出血量大时一定要注意全身情况，特别是发生在幼儿，应及时输血；因其出血量较大，一般不易自行吸收；穿刺抽血常不能一次将所有积血完全抽净，有时须多次方能完成；有时亦可用将连接无菌引流袋的粗针刺入血肿腔做持续外引流；有时血肿在血肿腔内凝集成块，穿刺和引流均不能奏效，需切开头皮将凝血块排出，然后加压包扎。骨膜下血肿常见于婴儿产伤，也见于幼儿跌伤。最好能够早做穿刺或引流，若待其自行吸收，常留下骨性钙化隆起，严重时使头颅变形。如头皮血肿发生感染，均应早做切开引流，同时全身应用抗生素治疗。

二、头皮裂伤

头皮裂伤为锐性切割或较大的钝力直接作用所致。

（一）诊断

锐性切割伤伤口整齐，钝性损伤在头皮裂开的边缘呈锯齿状并有头皮的挫伤和擦伤。由于头皮血管极为丰富，皮下组织致密而伸缩性小，故一旦头皮断裂，血管不容易收缩，出血甚多且不易自行停止。头皮裂伤较大时，可在短时内因大量失血造成失血性休克。

（二）治疗

头皮裂伤的紧急处理主要是止血。最常用的方法是加压包扎，然后在有条件的地方将伤口清创缝合。清创时要注意将帽状腱膜下的毛发等异物完全清除，否则容易导致其后的伤口感染。由于头皮血供丰富，愈合能力强，故头皮裂伤均应争取一期缝合。有的伤口在3d以内，只要无明显的化脓性感染，也应争取在彻底清创后一期缝合。

三、头皮撕脱伤和头皮缺损

（一）诊断

帽状腱膜下组织疏松，当大量的毛发受到暴力撕扯时可将整个头皮甚至连同额肌、颞肌或骨膜一并撕脱。根据撕脱的程度，又分为完全性撕脱伤和部分撕脱伤，后者撕脱的皮瓣尚有部分蒂部与正常组织相连。此损伤几乎无一例外地发生于长发女工在工作时不慎头发被机器卷入所致。损伤严重，除了大量出血以外，还常常伴有颈椎和脑组织的损伤。所以，现场急救时，除了注意止血抗休克以外，还应注意颈部的制动和早期发现脑损伤的严重程度。

（二）治疗

头皮撕脱伤的处理原则与头皮裂伤相同。由于损伤范围太广，常常伴有头皮缺损，处理时应注意以下几点：

(1)对部分撕脱伤的患者，要确认尚存的蒂部是否有足够的血流供应撕脱的皮瓣，如未有足够的血流，则应按完全性撕脱伤处理（但不要切断尚存的联系），否则术后会导致大片的头皮坏死。

(2)完全性撕脱伤时，应将撕下的头皮彻底清洗、消毒（不用碘酊）后，切除皮下组织制成皮片（越薄越好），紧贴于创口周边稀疏缝合还原（注意修复耳郭和眉毛）。

(3)头皮撕脱伤同时伴有头皮缺损时，可根据情况做减张切口或弧形皮瓣转移，尽量缩小头皮的缺损部分，然后再行身体其他部位（如腹部或大腿内侧）取皮覆盖伤口。

(4)如头皮全层撕脱，无法取回再植，颅骨大面积暴露而无组织覆盖，可于清创后即时行颅骨间隔钻孔术，骨孔深及板障，间隔约1cm；术后若干时日，待板障生出肉芽组织后，再行植皮手术。

(5)注意有无颈椎损伤，如有，同时按颈椎损伤处理。

第二节 颅骨损伤

头部受到外力作用时，在着力点首先发生颅骨的变形，使颅骨暂时向内弯曲；外力作用消失以后，颅骨借助自身弹力回复原形。如果受力处的外力强度超过了颅骨的弹性回复限度，就发生骨折。

颅骨骨折是颅骨受外力作用所致的颅骨结构改变，骨折的形式通常与外力作用的方式和程度有关。外力的作用面积越大、速度越快，颅骨的损伤越重。一般按骨折的部位可以分为颅盖骨折和颅底骨折；按骨折形态可以分为线性骨折（包括骨缝分离）、凹陷骨折和粉碎性骨折；按骨折与外界是否相通，分为开放性与闭合性骨折，开放性骨折和累及鼻窦的颅底骨折有合并骨髓炎和颅内感染的可能。

一、线性骨折

线性骨折分为颅盖骨线性骨折和颅底骨线性骨折。

（一）病理

颅骨的线性骨折是颅脑外伤中最常发生的骨折。颅骨呈线状裂纹，X线片可见颅骨的连续性遭到破坏，边缘呈现锐利僵直的长条形透亮区。头部CT骨窗片可见局部颅骨连续性中断。头部三维CT更是可重建出颅骨骨折的真实形态。

颅盖骨的单纯性线性骨折一般不需特殊处理，几周以后骨折线内即被纤维结缔组织所充填。对跨越大血管（如静脉窦、脑膜中动脉等）的线性骨折要注意观察病情变化，警惕有发生硬脑膜外（下）血肿的危险。

颅底的线性骨折，根据部位可分为下列3种类型。

1.前颅窝骨折　骨折线多为纵行，累及额骨的眶板和筛骨，出血可经前鼻孔流出，或流入眶内，后者在眼睑中或球结膜下形成瘀斑，出血多时可在眶周形成广泛瘀血，导致所谓“熊猫眼”征。脑膜破裂时，脑脊液可经额窦或筛窦从前鼻孔流出，成为脑脊液鼻漏。空气经此途径进入颅腔成为外伤性气颅或颅内积气。筛板、视神经孔骨折或当骨折累及眶上裂时，可出现相应的嗅觉、视觉和眼球运动神经的损害症状。

2.*中颅窝骨折* 骨折线多为横行，受损部位累及蝶骨或蝶窦，出血或脑脊液可经蝶窦由鼻孔流出。累及颞骨岩部，脑膜、骨膜和鼓膜均有破裂时，出血或脑脊液则经外耳孔流出；若鼓膜完整，脑脊液则经咽鼓管流往鼻咽部，可误认为是鼻漏。累及蝶骨或颞骨的内侧部，可损伤垂体或第Ⅱ～第Ⅵ脑神经。累及颈动脉海绵窦段，可造成颈动脉海绵窦瘘，形成搏动性突眼和颅内杂音。破裂孔和颈动脉管处的损伤，可造成致命性鼻出血和耳出血。

3.*后颅窝骨折* 骨折线多为纵行，累及颞骨岩部后外侧时，多在伤后1～2d内出现乳突部皮下瘀血(Battle征)；累及枕骨大孔周围时，可合并后组脑神经的受损及颈后皮下瘀血。

（二）诊断

颅底骨折的诊断主要依靠临床表现来确定，X线片很难发现骨折线；合并颅内积气时，可以间接诊断颅底骨折。CT扫描骨窗片时可以发现骨折线，除此以外还可以了解颅内有无并存的脑损伤。颅盖骨骨折，摄X线平片优于CT扫描。目前最具诊断意义的为头部三维立体CT颅骨重建，可反映出颅骨骨折的真实形态。

（三）治疗

颅底骨折本身无需特殊治疗，重要的是它的并发症。脑脊液漏者应视为开放性颅脑损伤，漏口严禁堵塞，不宜做腰椎穿刺，尽可能避免擤鼻、咳嗽和打喷嚏，这些可能造成颅内积气加重和逆行感染。伤者取头高卧位休息，给予抗生素治疗，绝大多数漏口可在伤后1～2周内自行愈合。如果1个月后仍未停止漏液，可考虑手术修补硬脑膜。颅内积气者，多数不必处理，气体可在1～2周内完全吸收；个别情况可有气体不断增加；有颅内压增高时，可行开颅钻孔放气或直接行瘘口的修补手术。脑神经损伤者，可用神经营养药物或血管扩张药物治疗，不完全损伤者多数可以自愈；伤后早期出现视力下降者，经拍片证实为碎骨片压迫时，应尽早施行视神经孔减压手术。面神经麻痹超过3个月无恢复时，可考虑做面—副神经或面—舌下神经吻合术。

二、凹陷骨折

颅骨的厚薄不一，一般认为颅骨的陷入程度超过了所在区域的颅骨厚度，称为颅骨凹陷骨折。骨折凹陷时常合并头皮血肿，因此单凭触诊不易诊断，必须依靠X线的骨折切线位拍片。头部三维CT亦可重建出凹陷骨折的真实形态。

凹陷骨折一般都需要手术复位或将凹陷的骨质切除，位于功能区者更是如此。有些位于静脉窦区的凹陷骨折，在没有充分准备的情况下不要贸然手术，以免发生意想不到的大出血。儿童颅骨较薄，硬度小而弹性大，所谓“乒乓球”样凹陷骨折，随着脑组织的不断发育，凹陷的颅骨有自行复位的可能性。成人的凹陷骨折在手术复位时常发现颅骨的内板比外板的损害要严重得多，手术复位比较困难，最后只有将塌陷的骨质全部取除，其颅骨的缺损部分可用自体骨片立即修复或以后用人工骨再做修复。

三、粉碎性骨折

粉碎性骨折为有游离骨片的骨折，见于外伤时暴力较大，多数合并有开放性损伤。手术清创时应将游离的碎骨片清除，硬脑膜如有裂口应做修补，伤口分层缝合，术后用抗生素治疗。

四、开放性骨折

开放性骨折见于锐器直接损伤或火器伤，受伤的局部头皮全层或部分裂开，其下的颅骨可有不同形式的骨折，伤口内常有异物，如头发、泥土、布屑、弹丸（片）或碎骨片等。

开放性骨折的清创原则如下：

（1）线性骨折在没有严重污染时，将头皮分层缝合即可。有污染时应将骨折边缘咬除，以防术后感染。

（2）凹陷骨折先将头皮彻底清创，再将骨折片撬起，骨折片无法复位时应将其去除；如硬脑膜颜色正常，脑张力不高，没有颅内血肿迹象，不要轻易切开硬脑膜；硬脑膜如有裂伤，清创后应予缝合，以免感染进入颅内。

（3）粉碎性骨折头皮清创时，应将游离碎骨片摘除。

第三节　脑损伤

脑损伤可以分为原发性脑损伤和继发性脑损伤。原发性脑损伤是指脑组织受到创伤的当时发生的损害，损伤以后立刻出现相应的临床症状和体征，如脑震荡、脑挫裂伤和原发性脑干损伤等。继发性脑损伤是指脑组织受到创伤以后，经过一段时间，由于脑的出血、水肿或血肿造成脑的二次损害症状和体征。

一、原发性脑损伤

(一)脑震荡

脑震荡是指头部受到创伤以后,即刻发生的一过性脑功能障碍。短暂的意识障碍和无肉眼可见的病理变化是脑震荡的主要特点。脑震荡是脑损伤中程度最轻的一种,可以单发也可以与其他脑损伤并存。

【病理】

脑震荡是一种轻型脑损伤,伤后脑组织一般无器质性的病理改变。意识障碍为一过性,其发病机制不明。一般认为与脑干网状结构的受损有关。外伤时脑脊液在脑室内的震动、颅内压力的改变、脑干本身的机械性牵拉扭转以及血管功能紊乱等都可能导致短暂的脑功能障碍。

【临床表现】

1.意识障碍　多数程度较轻,可以有意识丧失或仅是一过性的神志恍惚,意识障碍可以短至数秒钟、数分钟,一般不超过 20min,意识清醒后可以恢复正常。

2.遗忘症　多表现为逆行性遗忘症,即伤员对受伤当时情况或受伤的经过不能记忆。

3.头痛、头昏　在受伤后数日内明显,以后逐渐减轻,有的患者自觉症状很重,头痛、头昏常持续很长时间。

4.恶心、呕吐　多数较轻,1～2d 内消失;小儿常较明显,有的甚至可以成为主要症状。

5.其他　可出现自主神经功能紊乱症状,表现为情绪不稳、易激动、不耐烦、注意力不集中、耳鸣、心悸、多汗、失眠或噩梦等。

【诊断】

诊断脑震荡的根据是:①有明确的头部外伤史;②受伤当时确有短暂的意识丧失或意识恍惚,而且在 20min 以内完全清醒;③有明确的逆行性遗忘症;④受伤以后神经系统检查无阳性体征,血压、脉搏、呼吸正常,腰椎穿刺脑脊液压力和细胞计数正常;⑤头部 CT 扫描未见异常。

【治疗】

脑震荡的患者大多可以不治而愈,一般不需住院。在家卧床休息,光线宜暗,环境安静,饮食清淡。休息时间约为 7～10d。有的伤员自觉症状很重,可以针对性地进行镇静、止痛等药物处理。有条件的地方对脑震荡患者最好能够保持 3～5d 的医疗联系或观察,这样常可以发现一些有并发症的患者,尤其是合并迟发性颅内血肿者，常需要进行紧急医疗处理。

脑震荡的治疗除了休息和药物以外，很重要的一个方面是医务人员要对伤员做耐心细致的思想工作，解除伤员对脑震荡的恐惧心理，尤其是对某些症状的解释应当明确，否则其后伤员会把所有的身体不适都与脑震荡联系起来，造成日后所谓顽固性的脑震荡后遗症。

（二）脑挫裂伤

脑挫裂伤是指头部受到创伤以后脑组织发生的器质性损伤，一般损伤较重，昏迷时间较长；严重的脑挫裂伤常危及伤员生命。

【病理】

脑组织的器质性损伤，按其病理形态改变可分为脑挫伤和脑裂伤。前者在脑皮质的表面仅有散在的出血点，局部静脉扩张，脑组织肿胀及水肿；后者则在损伤的局部还可见到软脑膜的断裂和出血，有时甚至是破碎的脑组织。临床上常无法区分脑挫伤和脑裂伤，加之二者多数都是同时并存，只是程度不同而已，所以常统称为脑挫裂伤。脑挫裂伤的好发部位为颅底。颅底面凹凸不平，损伤过程中脑组织的移动、摩擦和撞击首先造成与颅底紧密接触的额叶和颞叶底面的挫裂伤。脑挫裂伤的另一好发部位为头部受力的对侧。其损伤机制除了直接损伤以外，还可因“对冲性脑损伤”。脑挫裂伤除了大脑皮质的弥漫性损伤以外，还常合并脑干网状结构的损伤。

【临床表现】

脑挫裂伤的临床表现较之脑震荡严重，主要有：

1.*意识障碍* 脑挫裂伤的意识障碍一般比较严重，昏迷程度和持续时间与损伤程度和部位有关。昏迷可由数分钟至数十分钟不等，有的甚至长达数日或长期昏迷。

2.*头痛* 脑挫裂伤造成的蛛网膜下腔出血、脑水肿和脑肿胀，可引起较为严重的头痛并且持续时间较长。头痛的性质主要为全头部胀痛或跳痛，咳嗽时加重。

3.*恶心、呕吐* 脑挫裂伤时脑脊液对第四脑室的冲击、脑血管运动功能的紊乱、颅内压力的改变以及蛛网膜下腔出血的刺激等，都可引起恶心和呕吐。大多伤后立即出现，呕吐为喷射性，若患者处于昏迷状态，常造成严重的误吸。

4.*癫痫* 脑挫裂伤的早期癫痫发作多见于儿童，一般发生于伤后数小时或数日内，有的甚至发生在外伤的当时。发作形式多以大发作和局限性发作为主；晚发和局限性癫痫常要警惕颅内血肿的可能。

5.*脑膜刺激征* 脑挫裂伤造成蛛网膜下腔出血，后者引起颈项强直，直腿抬高试验阳性。若无新鲜出血,陈旧的蛛网膜下腔出血一般5～7d可被逐渐吸收。颈强直可随脑脊液中含血量的减少而逐渐减轻。

6.局灶性神经系统体征　依脑挫裂伤的发生部位而定,若损伤累及脑的功能区,常于伤后即刻出现相应肢体的单瘫、偏瘫或偏一侧的感觉障碍,以及失语或偏盲等。

7.脑脊液　脑挫裂伤的伤者早期腰椎穿刺即可发现肉眼或显微镜下血性脑脊液,压力一般高于正常,压力过高时不宜过多地放出脑脊液。

【诊断】

头部外伤,伤后意识障碍较深,持续时间较长,头痛、恶心、呕吐等症状较重,伴有脑膜刺激征,腰椎穿刺脑脊液为血性时即可确诊脑挫裂伤。头颅CT检查,虽然有时CT影像不能看见脑挫裂伤的直接表现,但是头颅CT对发现是否合并颅内血肿以及脑的损伤程度等具有极为重要的意义。

【治疗】

(1)脑挫裂伤患者一般应该卧床休息2～3周;在伤后3～5d内应密切观察病情,注意血压、脉搏、呼吸、瞳孔和意识的变化,以便早期发现颅内血肿。

(2)呕吐频繁的患者可暂禁食,每日补充液体2000～2500mL。

(3)头痛严重者可适当选用镇静药物,有的尝试每天或隔天行腰椎穿刺术,放出部分血性脑脊液以减缓头痛,但颅内压力较高时不主张做腰椎穿刺。

(4)药物治疗:脱水可用20%甘露醇、25%山梨醇、20%甘油果糖等药物,其他可酌情使用止血药、抗生素等。

二、继发性脑损伤

这里主要讨论继发性颅内血肿。

颅脑损伤伤及颅内血管导致颅内出血,血液聚积在颅腔达到一定体积时可以引起急性脑受压的临床症状。在闭合性颅脑损伤中,颅内血肿的发生率约为10%。颅内血肿在形成过程中,由于颅骨本身没有伸缩性,因此当血肿达到一定的体积时,势必造成颅内压增高或急性脑受压。脑受压的初期,颅内压处于代偿阶段,主要表现为颅内血管收缩,脑血流量减少,脑脊液产生速度减慢,脑室排空等。此时脑的体积相应缩小,颅内压力得到缓冲。血肿进一步发展,颅内压代偿功能失调,脑组织明显移位形成脑疝,压迫脑干,最终导致生命中枢衰竭而死亡。

颅内血肿常以下列方式进行临床分类:

(1)根据血肿形成的时间分为急性、亚急性、慢性3种。急性者见于外伤后3d

以内形成的颅内血肿；亚急性见于 3d 至 3 周以内者；慢性则通常为 3 周以上者。有时外伤后首次 CT 未见血肿，之后再次 CT 出现血肿，称为迟发性颅内血肿。

(2)根据血肿在颅内的解剖层次，可以分为硬脑膜外、硬脑膜下、脑内和脑室内血肿。如颅内同时有 2 个以上的部位出现血肿，则称为多发血肿。

(一)硬脑膜外血肿

血肿位于颅骨内板之下和硬脑膜之间，发生率约占颅内血肿的 25%～30%，仅次于硬脑膜下血肿。其中以急性者为主，约占 85%，亚急性者约占 12%，慢性者极少。

【病因、病理】

血肿多发生在头部的着力部位，出血来源主要是脑膜中动脉、静脉，其他尚有静脉窦、板障静脉等。脑膜中动脉的主干在颞部颅骨内板的血管沟(部分形成骨管)中走行，骨折时易于受伤。动脉性的出血十分凶猛，常于外伤后数小时内形成血肿，出现脑受压症状。静脉窦或板障静脉受伤后的出血一般比较缓和，血肿常常是在缓慢出血的基础上，硬脑膜与颅骨内板之间不断分离的过程中逐渐形成的。硬脑膜外血肿 95%以上都合并有颅骨骨折，仅有少数是由于外伤时的颅骨变形导致硬膜分离出血而没有颅骨的骨折。

【临床表现】

主要表现为急性脑受压症状，症状出现的急缓与出血的速度、部位以及人体的代偿能力有关。出血越快，颅内代偿能力越差，急性脑受压的症状越重。血肿的部位与脑疝形成的关系，血肿位于颞部者，早期表现可为小脑幕切迹疝的症状；位于额叶或顶枕叶者，脑疝症状出现较晚；位于后颅窝者，少量出血即可导致枕骨大孔疝，后果严重。

1.*意识障碍*　分原发性和继发性意识障碍，前者的意识障碍发生于受伤的当时，此后意识可以完全清醒，即进入所谓“中间清醒期”，以后随着血肿的出现和增大，再次出现意识障碍；后者的意识障碍发生于伤后的一段时间内，表现为进行性加深，直至发展为脑疝甚至死亡。典型的硬脑膜外血肿的原发性意识障碍一般都比较轻微，多数是脑震荡的一过性脑功能障碍，有的甚至完全没有意识障碍。中间清醒期的长短取决于血肿形成的速度，可自数十分钟至数日不等，但约 90%的病例发生于外伤后的 8～18h。急性硬脑膜外血肿的患者约 70%表现有中间清醒期。其他非典型的患者可以表现为伤后持续昏迷，或昏迷由浅变深，直至出现脑疝症状。

2.*头痛、恶心和呕吐*　随着血肿的增大，颅内压力进行性增高，患者出现头痛、恶心和呕吐症状。有的患者头痛剧烈,在继发昏迷之前甚至出现频繁的躁动。

3.瞳孔改变 在受伤的当时,有的患者可以出现双侧瞳孔扩大,以后在中间清醒期恢复正常;在脑疝前期时,可以出现血肿侧的瞳孔稍有缩小,对光反射迟钝,此为动眼神经受刺激症状;出现脑疝时,血肿侧的瞳孔明显扩大,对光反射消失,眼球固定。此时动眼神经受压并瘫痪。

4.偏瘫 可有两种形式:一是因血肿在运动区附近,压迫运动区皮质出现对侧的锥体束征,肢体无力或瘫痪,上、下肢程度可不相等;另一种是脑疝时因大脑脚受压出现对侧肢体的偏瘫,上、下肢同时发生,且程度一致。

5.生命体征改变 随着颅内压力的不断升高和脑疝形成,可出现脉搏变慢、血压升高、呼吸加深变慢等代偿现象。当脑疝继续发展加重时,脑干功能衰竭,则出现血压下降,脉搏、呼吸加快,最后呼吸停止、心脏停搏。

【辅助检查】

1.X线检查 颅骨平片常显示有骨折。当骨折线通过脑膜中动脉沟或静脉窦时,要高度警惕硬脑膜外血肿的发生。

2.CT扫描 在颅骨内板的下方可以看到局限性梭形或半月形高密度区,CT值为40~100Hu,血肿的密度均匀一致;调骨窗显示时,常可见颅骨骨折。

3.超声波探测 可以发现中线波移位。

【诊断】

根据头部外伤史和典型的意识改变过程,结合颅骨X线平片,尤其是有通过硬脑膜中动脉沟或静脉窦的骨折时,要高度警惕硬脑膜外血肿发生的可能。CT扫描是发现硬脑膜外血肿的最好诊断方法,血肿的大小、部位,脑组织的移位程度,在CT扫描中一目了然。有的时候,当不具备CT检查条件或情况十分紧急时,亦可在诊断不清楚的情况下只凭体征立即行钻孔探查术,否则一味强调检查贻误手术时机,将铸成不可挽回的大错。

(二)硬脑膜下血肿

硬脑膜下血肿发生在硬脑膜与蛛网膜之间,在颅内血肿中约占60%,是最为常见的颅内血肿。根据血肿症状出现的早晚,可以分为急性、亚急性和慢性硬脑膜下血肿。

1.急性硬脑膜下血肿

伤后1~3d内出现症状,是硬脑膜下血肿中最为多见的一种,常合并严重的脑挫裂伤。出血多来自挫伤破裂的皮质血管,血液可直接流入或先经皮质后再流入硬脑膜下腔形成血肿,又称为复合性硬脑膜下血肿。少数血肿可来自桥静脉的撕裂出血，这种情况可以没有脑挫裂伤，血肿位于大脑的凸面，称为单纯性硬脑膜下血肿。

【临床表现】

由于合并原发性脑挫裂伤，临床症状多较严重，而且发展迅速。伤后多持续昏迷，或昏迷不断加深，极少有中间清醒期。根据脑挫裂伤的不同部位，可以出现脑受损的局灶症状或抽搐。出现急性脑受压和脑疝时，瞳孔和生命体征明显改变，危重患者常有去大脑强直、双侧瞳孔散大、病理性呼吸等危急征象。

【辅助检查】

主要是头颅CT检查，急性硬脑膜下血肿表现为颅骨内板下方新月形或半月形高密度区，CT值70～80Hu，硬脑膜下血肿范围广泛，而且常合并脑挫裂伤、脑水肿，因此占位效应比硬脑膜外血肿要明显得多。

【诊断】

急性硬脑膜下血肿特点是病情进行性恶化，很快出现急性脑受压症状。CT扫描可以明确诊断。在紧急情况下，为了争取时间，不做CT亦可直接手术探查。

2.慢性硬脑膜下血肿

多见于中老年人，伤后3周以上出现症状，临床上并不少见，约占硬脑膜下血肿的1/4。

【病理】

慢性硬脑膜下血肿的出血多来自矢状窦旁受损的引流静脉。血肿的囊壁多在伤后7～10d开始形成，2～3周已经完善，囊壁靠近硬脑膜侧较厚而且粘连较紧，血管丰富；而靠近蛛网膜侧较薄，粘连较轻。一般认为血肿的形成是因为血肿腔内的血凝块不断液化使其成为高渗状态，然后再吸入低渗的脑脊液使血肿缓慢增大。也有人认为是血肿壁的新生血管破裂出血或渗出导致血肿腔内的高渗状态。

【临床表现】

主要是慢性脑受压和脑的局灶性症状。

(1)原发损伤轻微：多数伤者的外伤并不严重，有些甚至是在出现症状以后自己也不能回顾最初是何时何地发生的损伤。

(2)慢性脑受压症状：头痛、头昏并不严重，多有注意力不集中，记忆力下降，嗜睡或失眠，视力减退，视神经盘水肿，精神疲惫，工作效率明显降低。

(3)脑的局灶性症状：表现为偏侧肢体的肌力弱、轻瘫或锥体束征，一侧的中枢性面瘫，运动性失语或混合性失语等。

【诊断】

年龄50岁以上，有轻微头部外伤史，经过一段时间以后出现颅内压增高症状和伴有神经功能受损体征时，要想到慢性硬脑膜下血肿的可能。对有疑诊的患者最好做头部CT扫描，发现颅骨内板下方新月形或半圆形高密度影或等密度影、中线移位、脑室受压时诊断即可成立。

（三）脑内血肿

脑内血肿是指头部外伤以后在脑实质内出血形成的血肿。脑内血肿的发生率约占闭合性颅脑损伤的1%，占颅内血肿的5%。多见于成人和老年伤者，可能与脑的血管脆性有关。脑内血肿多数伴有脑挫裂伤，常与硬脑膜下血肿并发；少数因凹陷骨折刺伤脑组织所致；部分因外伤时脑组织在颅内动荡引发脑内血管破裂出血。

【病理】

根据血肿在脑内的深浅，临床上常见如下两种情况：

1.浅部血肿　主要由来自脑皮质的挫裂伤出血所致，血肿部位一般与挫裂伤的皮质部位一致或靠得很近，多见于额叶或颞叶的底面，常与硬脑膜下血肿合并存在，当手术清除硬脑膜下血肿时，多数可同时发现脑内血肿。

2.深部血肿　由于脑深部的血管破裂出血所致，脑皮质表面可没有明显的损伤。所以，在开颅探查时常有遗漏血肿的可能。

【临床表现】

外伤性脑内血肿以浅部居多，约占4/5。临床表现类似于急性硬脑膜下血肿，主要表现为在脑挫裂伤的基础上出现急性脑受压症状。

【辅助检查】

常规做头部CT扫描，可见脑内不规则高密度区或混杂密度区，常伴有脑水肿、脑室系统的挤压变形和脑的移位。浅部血肿常合并硬脑膜下血肿，深部血肿要注意与有些自发性脑内血肿相鉴别。

【诊断与治疗】

外伤性脑内血肿常与脑挫裂伤和急性硬脑膜下血肿同时存在，如其本身不是发生在脑的功能区，则不会表现出特有的症状和体征，故术前没有CT资料很难做出明确诊断。浅部血肿常在手术中发现，深部血肿则主要靠脑内穿刺。

外伤性脑内血肿有时应与动脉瘤、动静脉畸形、高血压脑出血等脑血管病引起的脑实质出血相鉴别，此类出血多无明显或严重的外伤史，但起病急，症状和体征严重，必要时可做脑血管造影以明确诊断。

(四)迟发性颅内血肿

迟发性颅内血肿是指头部外伤以后,首次影像学检查(主要是CT检查)未见颅内血肿,而数小时乃至数天以后再次行影像学检查却发现,原来没有血肿的部位出现血肿,以前的小血肿增大,或原来的单发血肿现在又在其他部位出现新的血肿。迟发性颅内血肿的发生率约为颅内血肿的8%~10%,其中多数为迟发性脑内血肿。

【病理】

迟发性颅内血肿的病理基础主要是脑挫裂伤,尤其是较为广泛的脑挫裂伤;外伤以后脑组织肿胀、渗出,受损的局部静脉压力增高,甚至微小静脉可以破裂出血,许多小的出血病灶融合起来形成一个大的颅内血肿。其他情况尚可见于颅内静脉或很小的血管破裂出血,此时出血缓和,当颅内压力较低、凝血功能欠佳或血管弹性不好时,可以缓慢形成较大的颅内血肿。

【临床表现】

迟发性颅内血肿的临床表现取决于原发性脑损伤的轻重程度,一般都有中间清醒期或意识好转期,此后出现意识逐渐变差以及急性脑受压的临床症状。

【诊断】

迟发性颅内血肿的诊断一般比较困难,首次影像学检查未见血肿容易给临床医生造成这样的错觉,即其后的症状加重均以"脑水肿"诊断。因此,当伤者的中间清醒期或中间好转期过去以后出现症状加重,首先应考虑有无迟发性颅内血肿的可能,老年伤者犹然。有时原发性的脑损伤和继发性的脑损伤交织在一起,无从判断主从关系时,最好的办法还是做CT检查。

三、脑干损伤

脑干损伤是指中脑、脑桥和延髓的损伤。脑干损伤分为原发性和继发性损伤。原发性损伤是指在外伤的当时,由外力所致的脑移位使脑干撞击在颅底斜坡或小脑幕裂孔边缘,或由外力所致的脑干本身的扭转、牵拉造成的损伤。继发性损伤是指颅内血肿或脑组织水肿、肿胀,间接压迫、牵拉、扭转脑干所致的损伤。

(一)原发性脑干损伤

【病理】

原发性脑干损伤约占重型颅脑损伤的5%~7%,为颅脑损伤死亡病例的1/3。

损伤发生时，脑干在外力的作用下，与小脑幕游离缘或斜坡撞击，或受脑室内液体压力的冲击致伤。损伤多发生在一侧脑干背部或中央部，局部可见不同程度的挫裂伤、出血、水肿和缺血坏死、软化等病理变化。

【临床表现】

脑干内有许多重要的脑神经核、网状结构和运动、感觉神经的传导束，所以脑干是生命的中枢，脑干受损以后会出现一系列威胁患者生命的临床症状和体征。

1.意识障碍　意识障碍的程度与脑干受损的部位和程度有关，一般昏迷程度较深，而且持续时间较长。

2.生命体征改变　脑干内呼吸中枢受损可出现呼吸表浅、不规则和呼吸暂停等呼吸功能衰竭的表现。心血管中枢受损可出现低血压、脉搏频数、心律失常。脑干损伤引起自主神经中枢功能障碍，体温调节失衡出现高热，体热不能及时发散，致使高热达 40℃持续不退。

3.眼球和瞳孔改变　脑干损伤常出现眼球分离、双眼同向凝视或同向运动障碍；瞳孔大小多变且形状不规则，双侧缩小如针或两侧散大固定，亦可双侧不等大；对光反射消失。

4.锥体束征　由于脑干内锥体束损伤，可出现肢体瘫痪、肌张力增高、腱反射亢进、浅反射消失，还可出现一侧或双侧的病理反射。若受伤后一切反应消失，肌张力由增高而变为松弛，则为死亡前征兆。

5.去大脑强直　为中脑受损所特有的症状，全身肌张力增高，阵发性四肢过度伸直，头向后仰呈“角弓反张”，此强直发作受到刺激时更加明显。这种发作常预示伤者病情严重并且预后不良。

【诊断】

颅脑损伤后立即陷入深昏迷，瞳孔大小多变，眼球分离，四肢肌张力增高，去大脑强直发作，生命体征不稳定，此时头颅 CT 检查排除颅内血肿，则原发性脑干损伤的诊断可以成立。

【治疗】

原发性脑干损伤的治疗基本上与重度脑挫裂伤相同。

1.保持呼吸道通畅　脑干损伤患者深度昏迷，呼吸不畅，应当早期行气管切开，从而减少呼吸道无效腔，有利于呼吸道排痰，保证氧气供给。也可采用高压氧舱治疗。

2.人工冬眠低温治疗　降低脑组织的新陈代谢，提高脑组织对缺氧的耐受力，从而保护受损的脑组织，减轻脑水肿。

3.控制脑水肿、脑肿胀　可用高渗性脱水药物治疗，常用的药物有20%甘露醇、20%甘油果糖及利尿药等。

4.止痉药物　脑干损伤后出现的肌张力增高和去大脑强直，可用抗癫痫药物或镇静药物控制，常用的有苯巴比妥钠、地西泮、10%水合氯醛、苯妥英钠等。

5.改善脑组织代谢药物　可用能量合剂如腺苷三磷酸、胞磷胆碱、脑活素、脑多肽、神经节苷脂类等。

6.加强护理　防止出现肺炎、压疮、泌尿系感染、肢体挛缩等并发症。

（二）继发性脑干损伤

继发性脑干损伤是颅脑损伤后，由于颅内压增高、局限性颅内血肿和脑水肿使脑干发生偏侧移位，造成小脑幕切迹压迫中脑，使脑干缺血、软化和坏死。继发性脑干损伤的发生常需一段时间，时间的长短取决于急性脑受压的程度和个体的代偿能力。典型病例表现为小脑幕切迹疝的临床过程。

【临床表现】

1.头痛、呕吐、烦躁　外伤之后出现剧烈头痛、频繁呕吐和不能解释的烦躁时，都应考虑到有急性脑受压的可能。

2.瞳孔大小、对光反射变化　仔细观察瞳孔可以见到早期伤侧的瞳孔稍有缩小，以后开始扩大，表现为双侧瞳孔不等大，最后是双侧瞳孔均扩大；对光反射开始是迟钝，以后则消失。

3.肢体功能受损　受伤对侧肢体运动功能障碍，可以是轻瘫、全瘫，肌张力增高，腱反射亢进，病理反射阳性。

4.生命体征改变　呼吸加快、变慢或不规则；脉搏频数或沉缓；血压升高，晚期则下降；体温可以不升。

【治疗】

继发性脑干损伤的治疗主要是及时地去除急性脑受压的病因。大多需要手术治疗，手术的目的是清除颅内血肿和挫伤失活的脑组织，改善颅内压力。手术中可根据情况决定是否敞开硬脑膜、是否去除颅骨骨瓣，以求获得最大限度的颅内减压作用。

四、火器性损伤

颅脑的火器性损伤有如下特点：①损伤多较严重，伤情变化快，死亡率高；②伤道内多有异物存留，常合并严重的颅内出血；③属污染伤口，如处理不及时或不妥当，极易出现颅内感染造成死亡；④治疗效果与损伤程度、手术时机和清创的彻底程度有关，一般疗效差，后遗症多。

【病理】

火器性颅脑损伤可分为如下3型：

1.盲管伤　弹片或枪弹从头部或颜面射入，异物停留于颅腔内，在射入口的创道附近常有许多碎骨片；颅内创道深浅不一，有时异物甚至在达到对侧颅骨内板后反弹造成更为复杂的损伤。

2.贯穿伤　弹片或枪弹从头部或颜面射入，从头颅另一端出来，即有入口和出口；一般入口较小，出口较大。高速枪弹贯穿颅内，造成脑组织的突然膨胀和回缩，致使脑组织呈弥漫性损伤。

3.切线伤　枪弹呈切线擦过头颅，造成头皮、颅骨和脑组织沟槽状损伤；金属异物已经飞逸，碎骨片分散于脑浅部，损伤区狭长，常合并脑组织膨出。

【临床表现】

1.一般脑受损症状　意识障碍，清醒者可有头痛、呕吐、畏光等表现。

2.颅内压增高症状　颅内出血、水肿或感染都可引起颅内压增高，伤者剧烈头痛、呕吐、躁动不安，甚至昏迷。

3.颅内感染症状　高热、颈项强直、屈腿伸直试验阳性。若颅内有感染，腰椎穿刺见脑脊液混浊、白细胞数增高和糖定量减少。

4.局灶性脑损害症状　脑的损伤部位不同可以出现不同的脑损害症状，最常见的是运动障碍和运动性失语、失明和失聪(听)等。

【治疗】

1.现场救护　火器性颅脑损伤的现场救护十分重要，主要是保持呼吸道通畅、控制伤口出血和防止创伤污染；伤员大多有昏迷，搬运时注意侧卧位，防止舌根后坠，可放入通气道，或者将舌用大号别针牵出或用缝线将其固定在口外；遇大血管出血时，可包扎止血或先行缝合止血；伤口以消毒敷料加压包扎，避免搬运途中再度污染。

2.处理原则　①火器性颅脑损伤的清创处理越早越好；②由于条件不具备，早期清创处理不彻底者，宜在伤后1～2d内再行清创术；③伤口若无感染迹象，伤后3～6d，也可行清创手术；④手术清创的目的是从外向内彻底清除一切异物和碎骨片，杜绝一切术后伤口感染的可能。

3.清创步骤　①头皮切口多以射入口为中心做“S”形或梭形切口，切除创缘2mm，清除创口内头发、泥沙等异物；②将射入口处破碎的颅骨清除后，再咬除部分颅骨形成直径3～4cm的骨窗；③脑的清创是沿着创道清除一切破碎液化的脑组织以及脑内的碎骨片和一切异物；④金属异物的取留取决于手术的难易程度和金属异物的部位，在可能的情况下，应尽量取出；⑤硬脑膜的处理，清创完毕之后硬脑膜应严密缝合，不能缝合者，可用帽状腱膜、颞肌筋膜或其他办法来修补。

五、重型颅脑损伤

【概况】

重型颅脑损伤是指GCS 3～8分（我们将其分为3个亚型）的患者。在颅脑损伤中重型脑损伤（STBI）约占8%～10%，但死亡率却高达30%～50%。众多研究发现，重型颅脑在损伤后的数小时至几天内，脑组织可以发生再次损害（SBI），称为继发性脑损害。这种继发性脑损害的病理改变主要是：颅内压增高（ICP）、脑代谢增高、脑灌注压（CPP）降低和脑血流量（CBF）降低。上述所谓“两高两低”的病理改变，严重影响了脑的供血，导致脑组织缺血和缺氧，因此可以说脑组织创伤后的再次损害的实质就是脑缺血。

【临床分期】

重型颅脑损伤的临床经过大致可以经历以下4个阶段。

1.*急性期* 又称生命体征不稳定期，脑创伤后1～3d，颅内可能发生出血、梗死和不能控制的颅内压增高；3～7d颅内压力达到高峰；8～14d生命体征趋向稳定。

2.*稳定期* 2～4周，急情期过后，生命体征稳定，多数患者脑干功能开始有所恢复，出现自发睁眼，眼球活动，甚至大脑皮质的功能也出现转机，患者逐渐清醒。

3.*康复期* 脑创伤后1～3个月，脑干功能基本恢复，大脑皮质的认知功能仍有障碍。

4.*后遗症期* 3个月以后，即使清醒，也遗有不同程度的神经功能障碍。

【临床诊断与观察】

脑创伤后再次损害的临床表现主要是颅内压增高和脑灌注压降低。其中脑灌注压降低对脑组织的损害尤为严重。当脑灌注压降低＜60mmHg，颅内压升高＞20mmHg，即应采取积极措施监测和密切观察。

1.*颅内压监测* 所有重型TBI患者（复苏后GCS 3～8分），同时CT异常（头部CT发现血肿、挫伤、肿胀、脑疝或基底池受压之一者）均应行ICP监测；ICP持续＞40mmHg，没有有效措施控制者，应立即采取手术减压方式挽救患者生命。

2.*CT动态观察* ①重型TBI患者首次头部CT以后，无论有或无形态学改变，在其后的6～8h内，应该再次做CT检查；当患者出现不能解释的烦躁和呕吐时，应随时做 CT 检查；②脑外伤 24h：最大可能发生颅内继发性病变的时间段，应该重复头部 CT 扫描；③脑外伤 48～72h：颅内可能发生再出血、原有血肿增大、迟发脑内血肿或脑水肿程度达到顶峰；④脑外伤 7～10d：脑膨出、脑肿胀和脑软化的程度，在此时间段都表现得最为突出；⑤脑外伤 3～4 周：脑内血肿已经基本吸收，可能出现亚急性或慢性硬膜下血肿、脑积水、脑膨出等病变；⑥脑外伤 3 个月左右：头部 CT 扫描主要观察有无脑积水、脑膨出和脑萎缩等。

3.头部 CT 扫描的重要形态学改变 重型颅脑损伤除了可能出现严重的局限性占位病变表现以外，其他表现亦可间接说明脑损害的严重程度和颅内压力的高低。这些头部 CT 扫描的形态学表现为：①脑室系统变小，脑室的额角和体部缩小成裂隙状小条；②脑沟和脑的蛛网膜下腔几乎消失；③脑基底池，包括外侧裂池、视交叉池、脚间池等不同程度的闭塞；④环池闭塞或充满血液；⑤脑的移位，大脑镰下疝（脑的中线结构向对侧移位超过 5mm）；单侧海马钩回疝（一侧的基底池发生闭塞）；小脑扁桃体疝（幕下四脑室完全闭塞）。因此，上述征象合并改变时，提示病情已十分危急。

【处理步骤】

阶梯治疗 1：气管插管，正常通气（$PaCO_2$：32～36mmHg）；充分镇静与止痛；必要时神经肌肉麻痹。

阶梯治疗 2：头部中度抬高（30°）。

阶梯治疗 3：脑室外引流。

阶梯治疗 4：甘露醇（0.25～0.5g/kg）静脉滴注。

阶梯治疗 5：轻/中度低温（32～34℃）24h。

阶梯治疗 6：手术减压。

阶梯治疗 7：在 EEG 控制下（90%脑电抑制）“巴比妥昏迷”疗法。

【手术干预】

对不能控制的颅内压增高（ICP 持续＞40mmHg）者，应果断采取手术方式降低颅内压。

标准大骨瓣减压术（单侧）。

头皮切口：起自颧弓上耳屏前，向上后经耳轮上方在顶结节前转向中线，止于前额。

骨切除范围：下达颧弓上；后止顶结节；内至中线旁 2～3cm，前位眉弓上 2cm。

显露部位：大脑半球凸面额颞顶部；颅底额、颞极。

要点：

(1)骨窗足够大，一般达到 8cm×10cm(常规 6cm×8cm)，避免脑组织嵌顿。

(2)骨瓣足够低(显露额、颞极)。

(3)咬除蝶骨嵴，使侧裂足够宽，侧裂血管减压。

(4)敞开硬脑膜，充分减压。

(5)用颞肌筋膜减张缝合。

【其他治疗】

1.*过度通气*　可以造成低碳酸血症，使脑血管收缩、颅内压降低。但研究表明重度过度通气，不仅不会使颅内压降低，反而会因为低碳酸血症加剧脑血管的收缩，导致脑血流减少。因此有效的过度通气应该是，①轻度过度通气使 $PaCO_2$＜35mmHg(正常动脉血 $PaCO_2$ 约为 40mmHg)；②时间不宜超过半小时；③重度过度通气，当 $PaCO_2$＜25mmHg，脑氧耗量增加，脑血流减少，可能对维持脑的灌注量不利。

2.*亚低温*　治疗效果明确，最佳温度 32℃～35℃，32℃以下容易引起低血压和心律失常。一般是采取半导降温冰毯通过体表散热。通常是全身降温和头部降温并用(单纯头部降温，效果不好)。具体做法是用肌松剂和镇静剂：肌松剂，苯磺酸阿曲库铵 100mg/24h，或维库溴铵 20mg/24h；冬眠合剂(氯丙嗪 200mg/24h，异丙嗪 200mg/24h)。气管切开辅助呼吸，外伤后 8～24h 即可开始，维持 3～14d。

3.*"巴比妥昏迷"疗法*　使用巴比妥类药物，减少脑充血、减轻脑水肿、降低脑代谢、改善脑组织缺氧。具体应用方法为：诱导剂量，硫喷妥钠 15mg/kg＋40mL 生理盐水，20～30min 静脉滴注；维持剂量，硫喷妥钠 10mg/(kg・h)，静脉滴注；维持 2～3d。

【预后】

重型颅脑损伤由于其后继发的脑缺血改变，使其预后较差，平均死亡率可高达30%～50%。具体病例的预后主要取决于：①原发性脑损伤的程度(原发或继发脑干损伤)；广泛脑挫裂伤；弥漫性轴索损伤等；②年龄：不同年龄伤者的血管条件不同，一般而言，年龄超过 65 岁以上者预后极差；③全身状态：心脑血管条件、呼吸循环功能、心肝肺肾功能等；④合并损伤：有无其他脏器损伤；⑤颅内压：是否能够有效控制；⑥并发症：心脑血管、呼吸、消化、营养等。

第四节 颅脑损伤的处理

一、头皮血肿抽吸术

头皮血肿较大(直径超过3cm),3～5d后仍不能自行吸收者,可考虑行头皮血肿抽吸术。

一般是在血肿波动最明显的地方将毛发剃除,用18号针头刺入,将积血尽量吸完,然后局部加压包扎。有时血肿较大(如帽状腱膜下血肿),数天以后血肿腔内已形成分隔,则应在不同的部位分别穿刺血肿。血肿穿刺排血不完全时,头皮仍然浮起,加压包扎效果不佳,可试用加戴石膏帽固定的方法。多数情况下,帽状腱膜下血肿要经数次抽吸和加压包扎后方能完全清除积血,因此有时亦可试行穿刺持续引流的办法。其具体做法是将穿刺针的后面接一无菌引流袋,然后将针头刺入血肿腔维持1～2d。少见情况,血肿极大而且出血新鲜,血肿腔内充满凝固的血块,此时虽然触诊肿块波动明显,但穿刺却不能奏效,对此可在头皮血肿的波动处做皮肤小切口将凝血块排出,术后仍要加压包扎头部。

二、新生儿颅内血肿抽吸术

新生儿颅骨骨缝未闭,有时可借助颅骨骨缝的连接处穿刺诊断或治疗颅内疾病。最常用的地方为新生儿颅骨冠状缝的外侧部位。剃除毛发后,最好先用尖针在穿刺部位打一皮洞,然后用带管芯的腰椎硬膜外穿刺针向病变的方向刺入。新生儿颅内血肿包括硬膜下血肿、积液和脑内血肿,一般进针不深均可顺利到达血肿腔。抽吸血肿时,负压不要太大,必要时可反复抽吸。

三、头皮裂伤清创缝合术

头皮的锐器切割损伤,边缘整齐,污染不重,如不合并颅骨的损伤,则在伤口清洗后分层缝合即可。若是钝性暴力造成的裂伤,除了裂伤以外,伤口周围尚有明显的皮肤挫伤。清创时宜先做一般性清洗,然后由浅及深修整受创的皮缘,污染皮缘的切除一般仅1～2mm,以免术后缝合张力太大。必要时可以“S”状延长伤口,将伤口内的异物(如毛发、泥土、砂石),包括挫伤失活的组织全部清除。清理完毕,伤口分两层缝合,必要时放置引流物。

四、头皮撕脱复位术

头皮撕脱伤处理远较头皮裂伤为复杂。根据撕脱伤的程度可分为不全撕脱损伤和完全撕脱损伤。不全撕脱伤时尚有瓣蒂与头皮相连，此时一定要认真检查和判断瓣蒂的血供是否能保证撕脱头皮的营养，如其不能，则应将其视为完全撕脱伤处理；否则，还原皮瓣后，头皮可能整个坏死。

完全性头皮撕脱伤最理想的处理方法是在彻底清创以后，分别在残存头皮和撕脱头皮上面找到一条动脉和两条静脉，然后将其吻合，再将整个头皮原位缝回，但这样的机会实在太少。绝大多数情况是残存的头皮严重污染，组织挫伤严重，撕脱的头皮经过机器的碾轧和现场的污染，送到医院时几乎已经面目全非，完全不具备吻合的条件。对此，在清创以后，应将撕脱头皮的皮下组织尽量去除，形成中厚皮片（越薄越好），然后将此贴在头皮的缺失处压紧。皮片较大时可于中间间断切开小口以防皮片下积液，一般不放引流物。

五、颅骨凹陷骨折复位术（碎骨片摘除术）

（一）手术指征

（1）大片颅骨塌陷造成颅内空间减小，引起颅内压增高者。

（2）脑功能区受压有神经压迫症状，或有继发癫痫可能者。

（3）骨折局部颅骨内板塌陷超过 1cm 者。

（4）开放性粉碎性凹陷骨折。

（5）骨折位于前额部影响外观者。

（二）手术方法

颅骨凹陷骨折最理想的做法是在局麻或全麻下，于凹陷骨折的四周钻 3～4 个骨孔，然后用线锯将其骨孔间连接锯断，完整取下凹陷的骨片；将骨片翻转过来，用骨锤将其锤平，最后还纳之。如凹陷颅骨取出时已经破碎，则此法不能奏效。儿童颅骨较软，有时亦可试行仅钻 1 孔，伸入骨膜剥离器，将凹陷骨折顶起还原。粉碎性凹陷骨折，尤其是涉及颅内静脉窦的地方，因粉碎骨片已经不可能还原，故可不必钻孔取下骨片。正确的做法是先在正常的颅骨处钻 1 孔，然后用咬骨钳沿骨凹陷周围咬除一圈，尽量在把周围的碎骨片取完之后，再取静脉窦表面的碎骨片。

六、矢状窦破裂修补术

外伤性矢状窦破裂后修补的机会极少，开颅以后血流如注，根本无法看清矢状窦的裂口所在,更多的做法是用明胶海绵立即覆盖于矢状窦的裂口之上,压迫一段时间以后,出血自然止住。有时裂口超过5mm以上,单纯压迫不能奏效,则必须要在充分显露的前提下进行矢状窦裂口的修补。首先,将周围的颅骨咬除以显露一段矢状窦,然后在充分吸引的条件下,轻压裂口两端的矢状窦以阻断血流,看清裂口以后一般用5-0的无创带针丝线缝合1~2针。还有一种方法是硬脑膜周围悬吊止血法,具体做法是在矢状窦的一侧或双侧悬吊硬脑膜,将覆盖明胶海绵的矢状窦裂口压迫于颅骨内板和硬脑膜之间。

七、小脑幕上血肿清除术

(一)颞肌下减压术

颞肌附着于头颅侧方的颞窝内,上起自上颞线,下止于下颌骨的喙突,颞深筋膜位于其表,颞深筋膜的下面分成浅、深两层,分别止于颧弓的内、外侧。传统的颞肌下减压术是在颧弓上的颞部做直切口,分开颞肌后颅骨钻孔,然后用咬骨钳将骨孔扩大。这种方法骨窗小,减压效果极为有限,故现在基本上放弃不用。新的做法是在上颞线的头皮投影区做头皮弧形切口,于颞浅筋膜下分离皮瓣,在上颞线处和额骨颧突、颧骨额突的后方将颞深筋膜切开,用骨膜剥离子分开颞肌与颞窝的附着,在颞窝处的颅骨钻孔并扩大骨窗,最后将硬脑膜呈放射状切开减压。关颅时主要是将颞深筋膜缝合即可。

(二)硬脑膜外血肿

硬脑膜外血肿的好发部位为颞部、颞后顶部、颅骨骨折局部、头皮挫伤的深面。除非术前CT已经明确血肿的部位,否则手术探查时均应以上述部位作为根据。

首先在血肿的体表部位形成一个马蹄形皮骨瓣,掀开骨瓣后即可看见血肿;清除血肿时不必过分地刮去硬脑膜表面的血凝块,以免导致新的出血。如果术前CT证实硬脑膜下没有血肿或积液,则不必切开硬脑膜。为防止术后的积血,可以将血肿周缘的硬脑膜与骨窗周缘的骨膜进行悬吊。清除血肿之后,颅内压力明显降低,关颅时应该还纳骨瓣,硬脑膜外置橡皮引流管,然后分层缝皮。若患者术前急性硬膜外血肿量很大,且已脑疝形成时,关颅时宜打开硬膜,行去骨瓣减压术,以缓解术后出现严重的脑水肿。有时在时间和条件都不允许的情况下,也可试行骨窗开颅术。此即在血肿的头皮表面做一弧形或垂直切口,用撑开器牵开之后颅骨钻孔,用咬骨钳扩大骨孔形成骨窗,以下的步骤就是清除血肿。骨窗开颅术的显露比骨瓣开颅术要小得多,一般在靠近颅底的部位和血肿较大时均不宜使用。

（三）硬脑膜下血肿

硬脑膜下血肿常合并有脑的挫裂伤，血肿范围广泛，损伤较重。脑挫裂伤的好发部位主要是颞叶和额叶的底面，硬脑膜下血肿的出血来源主要是脑挫裂伤和脑的表面静脉，尤其是回流到矢状窦的一些桥静脉。硬脑膜下血肿的发生部位几乎无例外地都在一侧或两侧的额、颞部。手术显露的范围应该包括一侧的额底和颞底，以及靠近矢状窦的部分桥静脉。

头皮切口上起自额部发际内的中线处，向后弧行切开，下止于耳屏前和颧弓上。骨瓣尽量大一些，钻 5～6 孔，形成带蒂或游离的骨瓣。"H"形或放射状切开硬脑膜，清除脑表面血肿后，再轻抬额叶的底面和颞叶的底部，将其挫伤破碎的脑组织一并吸除。术后视脑损伤的程度决定是否弃去骨瓣，如脑的损伤不重，压力不高，可以缝合硬脑膜后还纳骨瓣(硬脑膜亦可不必缝合)。如脑的损伤较重，估计术后可能发生严重的脑水肿，则应弃去骨瓣，敞开硬脑膜充分减压。有时脑的挫伤严重，切开硬脑膜之后脑组织向外严重膨出，甚至不能关闭切口，此时一定要注意有无下列情况存在：一是排除对侧有无血肿，二是排除同侧的脑内和额、颞部的底面有无血肿。这些情况排除以后，可以要求麻醉师降低血压，加深麻醉和正压过度换气；与此同时，手术者可以将部分额极和颞极的脑组织吸除，然后尽快关颅。

（四）脑内血肿

脑内血肿一般发生在脑损伤的额叶和颞叶，有的是在脑挫裂伤的基础上由许多小的出血灶缓慢融合而来，后一种情况脑内血肿的形成需要一段时间，此即所谓"迟发性血肿"。脑内血肿的开颅术与硬脑膜下血肿的手术方法大致相同。显露脑组织、清除血肿后，将软化的脑组织尽量吸除干净，否则会加重术后脑水肿，延长病程。

注意：清除血肿、去骨瓣以后，脑组织从骨窗膨出严重的患者，术后应复查 CT，如果有遗漏血肿或新血肿形成，应再次进行血肿清除术。

（五）慢性硬脑膜下血肿

慢性硬脑膜下血肿在临床上表现为缓慢颅内压增高和偏侧神经功能障碍的假性脑瘤症状。手术的目的主要是改善脑受压和促使脑复张。对此，以前多采取骨瓣开颅术，清除血肿，剥离血肿包膜，尤其是脑表面的血肿脏层包膜，用以促使脑的术后扩张。这种手术方法损伤较大，剥离脑表面的血肿脏层包膜有可能造成术后渗血，加之此类患者多数年龄较大，故现在基本废弃不用。目前取而代之的是钻孔引流术，即在额颞部颅骨上钻一小孔，切开硬脑膜后将导管插入硬脑膜下的血肿腔内，持续引流 48～72h 后将导管拔出。有的术者偏向于钻双孔引流，有的主张术后尽量用清水将血肿腔冲洗干净。

八、小脑血肿清除术

(一)硬脑膜外血肿(骑跨横窦)

小脑的硬脑膜外血肿多见于颅盖部的线性骨折延伸至后颅窝,尤其是延伸通过横窦的骨折,造成特有的骑跨横窦幕上、幕下硬脑膜外血肿。一般发病较缓,通常外伤后2～3d症状达到高峰。

手术时取侧卧位或俯卧体位,在血肿的体表部垂直切开皮肤、皮下和各层组织,在达到颅骨以后常可见到纵行的骨折线。在骨折线的旁边钻孔,然后扩大骨窗。血肿多已凝固,清除静脉窦表面的血肿时应注意不要人为地损伤静脉窦。手术以后将明胶海绵 1～2 块贴附于静脉窦的表面,然后分层关颅。枕下的颅骨缺损,由于有枕肌的庇护,一般不做处理。

(二)硬脑膜下血肿

小脑的硬脑膜下血肿少见。

(三)脑内血肿

小脑的脑内血肿常合并有小脑的脑挫裂伤,多见于年龄较大的伤者,可能与伤者受伤以前的血管状况有关。动脉硬化、高血压、血液凝固状态等因素与血肿的形成和发展密切相关。手术体位同硬脑膜外血肿。

一般取枕下正中切口,沿中线切开枕下肌肉显露部分枕骨。颅骨钻孔后用咬骨钳扩大骨窗,骨窗尽可能大一些,以利于术后枕下减压。放射状切开硬脑膜,仔细观察脑的表面,在可疑血肿的地方用脑针穿刺(在有 CT 资料的情况下,直接切开小脑皮质亦可),清除血肿和破碎的脑组织,术后一般不缝硬脑膜,不放引流物,分层关颅。

九、颅内异物取出术

颅内异物,这里主要指金属异物,尤其是颅脑枪弹伤,如高压气枪子弹、小口径步枪子弹等。金属异物越小,手术取出困难越大。枪弹金属异物射入颅内以后,由于枪弹残余力量大小和射入角度的不同,可以造成不同程度的病理损害。金属异物可以贯穿颅骨,或在颅骨内板和颅内组织之间反弹曲折,造成非常复杂的弹道关系。因此,术前仅凭颅骨 X 线正、侧位检查很难做出正确判断。目前比较好的办法是通过立体导向的方法做到正确定位,同时在损伤最小的前提下取出异物。

十、气管切开术

颅脑损伤昏迷患者 GCS 计分 8 分以下，持续时间 6h 以上，估计在 24h 内不能清醒者，均应早期行气管切开术。

（一）手术方法

1.体位　仰卧，肩下垫枕，头后仰。

2.切口　一般为颈前正中直切口，自环状软骨下缘到胸骨上窝稍上处，依次切开皮肤、皮下组织及颈浅筋膜。

3.分离气管前肌群　用血管钳将胸骨舌骨肌和胸骨甲状肌在颈中线处分开，显露第 2～第 4 气管软骨环。

4.确认气管　有时甲状腺峡部横跨第 2～第 4 气管软骨环前，应将气管前筋膜切开，然后将甲状腺峡部向上牵拉，确认略带灰白色的气管软骨。

5.切开气管　以反向挑刀或尖刀自下而上沿中线挑开 1～2 个气管环，为了插管方便，有时可将切口两侧的气管软骨切除少许。

6.插入套管　以气管扩张器或血管钳撑开气管切口，将带有管芯的外套管插入气管切口内。

7.创口处理　将气管套管用纱带打死结系在颈部，皮肤切口上端酌情缝合 1～2 针，然后拔出管芯，将纱布垫衬于套管的底板之下。

（二）手术并发症

1.皮下气肿　常与过多分离气管前软组织和气管切口过大有关，轻者局限于颈部，严重时可向头面部、胸部、腹部蔓延，一般在 24h 内停止发展，不需处理。

2.气胸　向下分离时损伤胸膜顶部所致，多见于儿童和脖粗短患者，气胸明显影响呼吸时，应行胸腔穿刺或闭式引流术排出积气。

3.喉狭窄　切开气管部位过高，误伤环状软骨，术后可出现喉狭窄造成拔管困难。

4.气管狭窄　切开气管时，造成气管软骨过多损伤，术后可以出现气管狭窄。

5.食管损伤　食管前壁与气管后壁相连，呼气困难时，气管前壁与后壁相接触，此时切开气管容易误伤食管，形成日后的气管食管瘘。

第五节 脊髓损伤

脊髓损伤是指由外来暴力造成脊柱损伤累及脊髓的损伤，分为闭合性及开放性损伤两类。开放性损伤又分为火器伤及刀刃伤，这类损伤在和平及战争年代均可发生。

一、临床表现

（一）脊髓震荡

表现为脊髓休克，损伤平面以下肢体弛缓性瘫痪，深、浅反射消失，皮肤干燥、苍白，尿潴留和排便失控。一般在数小时后开始恢复，如没有其他并发症，在2～4周可完全恢复。作者曾观察到有1例患者在52天以后才恢复。

（二）脊髓损伤

在度过脊髓震荡期后，脊髓器质性损害逐渐表现出来，损伤平面以上恢复正常，损伤平面以下表现为不同程度的损害症状。

1.部分性损伤

(1)中央性损伤：在主要受伤节段分布区有痛、温觉缺失，触觉基本正常的分离性感觉障碍。肌肉呈下运动神经元瘫痪。如果在颈段，上肢瘫痪比下肢重。

(2)脊髓前部损伤综合征：损伤平面以下完全性瘫痪及浅感觉(痛、温觉)迟钝或消失，因后索完整，深感觉保存。同时有括约肌功能障碍。

(3)脊髓一侧损伤综合征：损伤平面以下的对侧肢体痛觉、温度觉丧失；同侧肢体上运动神经元性瘫痪及深感觉缺失(Brown-Sequard 综合征)。

(4)脊髓后部损伤综合征：脊髓后索损伤，脊髓前索和侧索尚完整，表现为损伤平面以下深感觉(定位觉、振动觉)障碍，而痛、温觉保存，并没有完全性瘫痪。

不完全性损伤的查体方法：①将患者下肢分别抬起，并令其保持抬起位置，观察其自然下落，有一侧下落缓慢或不下落。②强力背屈或跖屈患者趾或刺激下肢有模糊不清的痛觉、定位觉。

2.完全性损伤

(1)在脊髓休克期过后，损伤平面以下肢体的感觉及运动仍呈完全的瘫痪状态。

(2)伤后早期出现肛门反射(刺激会阴部出现肛门括约肌收缩)。

(3)龟头—球海绵体反射(刺激龟头引起尿道球海绵体肌收缩)及跖伸反射早

期出现。

(4)脊椎骨折脱位,椎体移位超过椎体自身前后径的1/3甚至达1/2者(即Denis的前柱、中柱损伤),亦可作为脊髓完全性横断损伤的参考。

(三)脊髓各节段损伤的特点

1.颈段和上胸段损伤

(1)高颈段损伤(颈$_{1\sim4}$):颈$_{1\sim2}$损伤可立即死亡。颈$_{2\sim4}$因有膈神经中枢,无论是直接挫伤还是下部挫伤水肿向上扩延,可使膈肌和其他呼吸肌瘫痪,患者呼吸困难,往往很快致命。损伤水平以下四肢呈痉挛性瘫痪,括约肌功能和性功能也完全丧失。由于三叉神经脊髓束损伤,面部感觉丧失,而口唇、鼻尖、鼻翼的感觉保留(此部感觉纤维终于延髓下端的三叉神经脊束核),呈"洋葱皮"型感觉障碍(Dejerine型脊髓损伤综合征)。自主神经功能障碍明显,由于排汗和血管运动功能障碍而出现高热,为Guttmann征(因鼻腔黏膜血管扩张、水肿而出现鼻塞)。由丘脑下行至睫状脊髓中枢(颈$_8$、胸$_1$外侧角)的自主神经纤维受损,出现单侧或双侧的Horner征,表现为患侧瞳孔缩小、眼球内陷、上睑下垂及患侧面部无汗。

(2)颈膨大(颈$_5$～胸$_1$)损伤:因肋间神经瘫痪,有严重的呼吸困难。四肢瘫痪,上肢呈弛缓性瘫痪,下肢呈痉挛性瘫痪。损伤平面以下感觉消失。如颈$_{5\sim7}$尚未受损,上肢运动功能仍有部分保存,肘关节能屈曲。此时争取手术能挽救1～2个神经根,使四肢瘫痪在一定程度上转化为截瘫。有自主神经功能和括约肌功能障碍。

颈脊髓损伤患者,在脊髓休克期过后,可出现集合(总体)反射:刺激下肢立即出现肌肉痉挛、膝和髋关节屈曲、踝部跖屈、下肢内收、腹肌强力收缩、反射性排尿(或伴直肠排空)、阴茎勃起甚至射精,并有出汗及立毛反射。7～8周可建立反射性膀胱。

2.胸中下段(胸$_{3\sim12}$)损伤　①下肢截瘫及损伤平面以下感觉消失;②肋间神经瘫痪致呼吸轻度困难;③脊髓休克期过后可有集合反射出现;④胸$_6$以上(包括颈髓)损伤,在脊髓休克期中可出现"交感神经阻滞综合征":血管张力丧失、血压下降、脉搏徐缓,体温随外界的温度而变化,呈嗜睡状态。晚期出现"自主神经反射过度综合征",出现严重头痛、头晕、心悸、恶心等症状,偶有呼吸困难。

3.腰膨大(腰$_2$～骶$_2$)损伤　第10胸椎与腰段1相对应,此部以下损伤特征:下肢弛缓性瘫痪,提睾、膝腱反射消失,腹壁反射存在。腱反射保留,甚至可能增强,并出现踝阵挛。此部损伤时应注意腰神经的损伤,保留腰神经就可保留髋(L_2)和膝(L_3)关节的运动,有利于患者站立及步行。

4.脊髓圆锥(骶$_{3\sim5}$)及马尾损伤　脊髓圆锥内有脊髓排尿中枢,损伤后不能建立反射膀胱，只能形成自律膀胱。①排尿、排便失禁，有阳痿、直肠括约肌松弛及臀肌萎缩；②会阴部有马鞍形感觉消失区；③膝腱和跟腱反射存在，肛门和龟头—球海绵体肌反射消失。损伤仅在圆锥部时，可无肢体瘫痪。第2腰椎以下的椎骨骨折及脱位仅损伤马尾神经，多为不完全性损伤。表现为下肢弛缓性瘫痪，腱反射消失，感觉障碍不规则，括约肌和性功能明显障碍。

二、检查与诊断

（一）检查

1.全身检查　注意有无其他脏器复合伤并存。勿因搬动患者加重损伤。

2.局部检查　清醒患者在脊髓损伤局部有压痛、肿胀、畸形及棘突分离现象。

3.神经系统检查　表现已如前述。

4.辅助检查

（1）X线平片，拍摄后前位及侧位片，或加摄两侧斜位片，疑有第1、第2颈椎损伤时，需摄张口正位片，必要时进行薄层连续断层摄片。

（2）必要时进行脊髓造影，同时取脑脊液化验，进行椎管蛛网膜下腔通畅试验（奎氏试验）。

（3）CT扫描：受损平面及相邻椎骨扫描，可以发现关节损伤、脊髓损伤。

（4）MRI扫描：对椎骨附件及脊髓损伤有确诊的意义。

（二）诊断

（1）主要根据病史及临床表现。

（2）根据影像学检查的资料进行分析。

（3）约有10％的脊髓损伤患者X线影像上看不到骨关节损伤征象。可能是原有椎管狭窄，或是儿童、青少年脊柱弹性强，在损伤瞬间脱位又自行复位。

三、治疗

（1）搬动和转运：脊髓损伤主要由脊柱骨关节损伤造成，因此在搬动和转运中必须保持脊椎骨的原位，切忌扭曲，以免加重损伤，甚至造成不可挽回的损失。故搬运中要保持脊柱固定，使患者卧硬板床上，头颈部用吊带牵引以策安全。

（2）一般处理

①查明有无胸腹脏器损伤，如有威胁生命的复合伤，应立即做相应处理。

②如果呼吸困难，宜早做气管切开，以减少无效腔和便于吸除气管内分泌物。

③有腹胀者应放置胃管。

④有尿潴留者应放置导尿管。

⑤辅助人工呼吸及氧气吸入。

(3)脊髓损伤的治疗原则：脊髓损伤与脊椎损伤在一起，只有引起脊髓损伤的脊椎骨、关节损伤需行神经外科治疗，若无脊髓损伤，则属矫形外科的治疗范围。

(4)压迫脊髓的骨片、血肿、异物(弹片)一般应争取早期手术清除。

(5)开放性的脊髓损伤(火器与白刃伤)应尽早进行手术清创，并尽可能保存硬脊膜完整或在无感染的情况下修补硬脊膜。

(6)对椎体移位的脊髓断裂伤，亦应进行椎体复位固定术，以利于将来的功能训练和减轻疼痛。

第六节　脑疝的治疗

一、脱水药的应用

(一)高渗性脱水药

此类药物输入人体以后，使血液渗透压增高，在脑组织和脑毛细血管内出现渗透压梯度。在一定时间内，脑和脊髓的水分移向脑毛细血管内，最终经肾脏排除，从而达到脑组织脱水和降低颅内压的作用。

1.甘露醇　脱水作用发生快，作用强且较为持久，使用较大剂量亦无不良反应，是目前较常用的脱水药。国内成人，20%甘露醇 200～250mL[一般用量 1～2g/kg，亦可用到 3～4g/(kg·次)]快速静脉注射(5～10mL/min)用药 10～20min 后颅内压开始下降，半小时后降低至最低水平，其降低颅内压效率为 50%左右。4～8h 后血液渗透压又达到用药前水平。因此，20%甘露醇 125mL，每 6h 静脉注射 1 次较为恰当。此药在体内仅一小部分转化为糖原，绝大部分保持原有结构，由肾脏排出体外。每 8g 甘露醇可带出水分 100mL。应用甘露醇脱水，要定期测定 K^+、Na^+、Ca^{2+}、Cl^-，特别注意有无低钾血症，若电解质下降必须及时补充。老人、儿童及合并有充血性心力衰竭的患者，在输注甘露醇后可使血容量突然增加，一般可使心排血量增加 50%～100%，从而有导致心力衰竭和肺水肿的可能。

2.甘油　是一种较好的脱水剂，又极少出现反跳作用，很少导致电解质紊乱。其中一部分在肝脏内转化为葡萄糖，可提供一定的热量(1g 甘油产生热 17.6J)；另外一部分从肾脏排出，起利尿作用。静脉滴注，成人按每天 1g/kg。目前临床应用的有以下两种：

(1)甘油果糖注射液,甘油果糖能通过血脑屏障,进入脑组织氧化成磷酸化基质,参加脑代谢,提供热量。甘油果糖注射液的利尿作用明显低于甘露醇,因此它可以减轻肾脏的负担,对有肾功能损害的患者尤为适用。用药10～20min后颅内压开始下降,较甘露醇显著缓慢,但持续作用时间较前者长,达12h。静脉滴注,成人250～500mL/次,每天1～2次[滴速为500mL/(2～3)h]。

(2)复方甘油注射液,甘油氯化钠注射液为无色透明的灭菌水溶液,内含甘油10%、氯化钠0.9%,pH为4.5～7.0,渗透压是生理盐水的6倍,为20%甘露醇的1.7倍,无反跳现象及明显的渗透性利尿作用,故不会造成水、电解质紊乱及肾脏损害。该药在肝脏代谢,参与体内三羧酸循环,供给机体能量。更适宜于意识障碍不能进食的患者。应用时要控制静脉滴注的速度,否则会发生血红蛋白尿或血尿。

若甘油浓度大于10%,则可在注射部位产生静脉炎。输注过快能引起溶血、血红蛋白尿,甚至急性肾衰竭。

(二)利尿药

此类药物输入人体以后主要通过利尿脱水,减轻脑水肿,降低颅内压。但是其降低颅内压作用较高渗性脱水药弱而且缓慢,易造成水、电解质紊乱。

1.呋塞米　由于它具有强大的利尿作用,而使机体血液浓缩,血浆渗透压增高,从而使脑组织脱水,降低增高的颅内压。另外,它还可以降低脑脊液生成率,平均下降40%～70%。一般用量为每次0.5～2mg/kg,肌内注射或静脉注射,1～4次/日。一般静脉注射5～10min见效。1～2h发挥最大作用。亦可以用大剂量一次疗法,呋塞米250mg加入0.9%氯化钠溶液500mL中,在1h内滴完。其利尿作用可维持24h,作用明显,可以用于颅内压增高危象。

2.依他尼酸　主要是抑制远端肾小管对钠离子的重吸收产生利尿作用,因而对心功能不全但血压正常、肾功能良好的患者适宜用此药。剂量为25～50mg/次,加入5%～10%葡萄糖溶液20mL中,静脉注射,每日2次,15min发生利尿效能,可维持6～8h。

二、激素

肾上腺皮质激素能改善血脑屏障的功能,降低脑毛细血管的通透性,因此对血管源性脑水肿有较好的疗效。临床应用首选以下几种。

1.地塞米松　其作用为氢化可的松的30倍。成人剂量为10mg/次。一般成人首次剂量20mg,12h后可以重复给予。儿童剂量每次0.5～1mg/kg,每天可用3～6次。用药1周后逐渐停药。

2.氢化可的松 成人剂量100～800mg/d，儿童剂量每次8～10mg/kg，每天可用1～2次。

3.甲泼尼龙 是目前唯一可一次性大量应用的糖皮质激素，作用力强，30min即达血药浓度高峰。体内不积蓄，盐皮质激素样作用微弱。短期内使用，对肾上腺皮质功能无抑制。抗炎作用是氢化可的松的5倍。体内排除迅速，不良反应小，下丘脑一垂体一肾上腺轴（HPA）抑制时间仅仅是倍他米松的1/3。剂量为成人30mg/kg，以至少30min时间静脉给药，此剂量可在48h内，每4～6h重复一次。用于原发或继发性脑水肿、放射治疗后或多发性硬化症急性危重期，一次性大量应用（1000mg/次）。全身性真菌感染为禁忌证。

长期应用肾上腺皮质激素有诱发上消化道溃疡和出血的可能，因此在较长期应用肾上腺皮质激素时应该常规给予抗酸药和保护胃黏膜制剂。肾上腺皮质激素有降低机体免疫力的作用，可能增加局部和全身感染的机会，要及时加用抗生素治疗和预防感染。由于长期应用肾上腺皮质激素有抑制成纤维细胞生成作用，延迟伤口的愈合，长期应用肾上腺皮质激素，特别是体质较弱的患者应该延迟拆线。近期研究表明，肾上腺皮质激素对减少和预防脑水肿的作用争议较大。

三、血清白蛋白

血清白蛋白有一定的脱水作用。20％人血白蛋白50mL/次，静脉滴注。

四、脑脊液外引流

患者因各种原因所致急性颅内压增高和急性阻塞性脑积水甚至脑疝，需要在短时期内降低颅内压，可施行紧急脑室穿刺和脑脊液持续引流术。

适应证：

(1)肿瘤和其他颅内病变引起的脑积水，由于病情危急，不能立即行开颅手术，特别是已经发生脑疝并发呼吸衰竭的患者，用以抢救生命。

(2)自发性或外伤性脑室内出血或脑内出血破入脑室系统。

(3)在后颅窝手术前为防止在切开硬脑膜时小脑急性膨出，造成脑组织裂伤和继发脑干损伤；术后持续引流血性脑脊液以避免脑室系统梗阻和调整颅内压力。

五、减压术

通过手术的方法解除急性进行性脑受压，用以挽救生命，可施行脑减压术，但必须慎重，只有在迫不得已时才采用。

(一)外减压术

1.颞肌下减压术 切除双侧颞肌下的骨板,同时将硬脑膜切开。

2.枕下减压术 切除大部分枕骨(包括枕骨大孔后缘),同时将硬脑膜切开。

3.大骨瓣切除减压术 广泛切除两侧额骨、颞骨和顶骨,或者同时将前颅窝和中颅窝的骨质大部切除,眶顶部也包括在内。同时,将相应硬脑膜广泛切开。

(二)内减压术

1.额叶切除术 切除范围限于额叶前部,不包括中央前回。首先电凝切断由额叶皮质汇入上矢状窦的桥静脉,然后在大脑纵裂内将胼周动脉的各个分支一一电灼切断,在中央前回前方2cm处冠状切开额叶皮质,侧面在外侧裂上方切开,分离白质达大脑镰,此时位于额叶眶面的嗅球和嗅束也一并切除。

2.颞叶切除术 先分离大脑外侧裂,将供应颞叶前端的大脑中动脉分支结扎切断,再切断大的静脉直到脑岛,特别注意结扎切断颞极部的桥静脉。切除范围从颞尖向后5～6cm为界限,在Labbe静脉以前。横向切开皮质分离直达颞叶底面,再从大脑侧裂的底部切开,经颞叶海马将整块颞叶切除。在左侧要注意保护颞上回后部。

3.枕叶切除术 在距状沟处切开皮质,分离白质找到大脑后动脉分支结扎切断。然后,将汇入横窦的静脉电凝切断,整块切除枕叶。

第七节 脑神经损伤

一、嗅神经损伤

外伤或手术造成一侧或两侧嗅神经撕裂或离断的损伤。多见于筛板骨折或因额叶底部挫裂伤所致,额底或翼点入路的手术也可造成,前颅底骨折累及筛板导致嗅神经丝的撕裂。

(一)临床表现

患者有颅脑损伤病史,尤其是前颅底骨折者,可出现“熊猫眼”征。一侧或两侧嗅觉丧失。X线平片、CT或MRI提示颅前底骨折。治疗主要以保守为主,给予维生素(如维生素B_1和维生素B_{12})和脑神经营养药物,如丁咯地尔和阿米三嗪萝巴新片(都可喜)等。

(二)预后

单侧损伤多影响不大;双侧未离断者,经治疗功能可有不同程度的恢复;双侧完全离断者将失去功能。

二、视神经损伤

多因前颅窝骨折累及视神经管或眶尖所致。手术中过度分离及牵拉或由于眼动脉损伤导致供血不足造成视神经的损伤。主要表现为视神经离断、挫伤、出血和水肿,随后影响神经的血供而出现退行性改变或萎缩。

(一)临床表现

患者有颅脑损伤病史,还可出现前颅窝骨折征象——"熊猫眼"征,耳、鼻流血或脑脊液漏。视神经损伤后的突出表现为视力下降,甚至失明,也可表现为视野的缺失;晚期眼底检查可有视神经萎缩。X线平片提示视神经管及周围结构的骨性改变。CT或MRI提示视神经压迫征象,额底挫裂伤,而无其他颅内病变。

(二)治疗

大多为保守治疗,少数经CT或MRI检查,明确有视神经管骨折造成神经受压的病例可行开颅探查,行视神经减压术。

(三)预后

急性期以脱水、止血、激素、维生素和神经营养药物治疗,多数经保守治疗功能可有不同程度的恢复,但挫伤严重已经失明者,预后不佳。

三、面神经和听神经损伤

面神经和听神经中枢段常合并在一起,二者多同时受损。多因岩骨骨折累及面神经和听神经所致,听神经瘤手术中极易损伤此神经。

(一)临床表现

根据受损程度不同,主要表现为面神经挫伤、间质性出血和水肿而导致患者出现面瘫。面神经中枢段损伤后的突出表现为面瘫,可合并听神经损伤的症状。临床上还可发现中颅窝骨折的征象,如外耳道流血、脑脊液漏等。X线平片可提示岩骨骨折。CT或MRI提示乳突气房积血或面、听神经损伤的直接征象,而无其他颅内病变。

(二)治疗

与视神经损伤一样,大多为药物保守治疗,少数经CT或MRI明确有面神经管骨折造成神经受压的病例可将面神经管凿开,行面神经减压术。也有报道对于中枢段离断的病例可行断端吻合术,或行面神经、舌下神经或副神经吻合术。

(三)预后

多数经保守治疗功能可有不同程度的恢复,但离断者预后不佳。行面神经减压或吻合术后,神经功能可有不同程度的恢复。

第八节　颅脑损伤合并症和后遗症

一、癫痫

外伤后癫痫是指一种继发于头部外伤后出现的癫痫性发作的临床综合征。

(一)临床表现

(1)癫痫的发病率与颅脑损伤的严重程度、性质及处理等有关。开放性颅脑损伤远较闭合性颅脑损伤多见。硬脑膜穿通较未穿通者可高10倍。

(2)颅内残留异物者常可发生癫痫,而非金属异物较其他异物更易发生。

(3)损伤部位越靠近中央前回运动区及颞叶内侧部位,越易发生癫痫。

(4)早发癫痫(伤后3个月内)多见于脑挫裂伤、凹陷骨折,少见于颅内血肿。

(5)晚发癫痫(伤后3个月后)原因为:①脑膜脑瘢痕;②脑瘢痕;③凹陷骨折压迫;④颅内异物;⑤慢性硬膜下血肿;⑥脑脓肿;⑦脑穿通畸形;⑧脑内囊肿等。

(6)癫痫发作可在伤后任何阶段。伤后立即发作者占少数;伤后第1周内发作者,在开放性颅脑损伤的病例中有8.3%发生,在闭合性颅脑损伤的病例中有4.7%发生;伤后半年内发生者有50%;2年后发生者有80%。有人报告1例竟于伤后29年才出现首次发作。

(7)外伤后癫痫的预后与癫痫首次发作的早晚无关。

(8)发作类型:以大发作及局限性发作多见,也可有精神运动性发作,这多与损伤部位有关。

(二)治疗

1.*药物治疗*　用抗癫药控制发作。有10%～30%的患者坚持用药,随时间的推移,发作渐次减少或自行缓解。

2.*手术治疗*　凡是对大脑皮质起刺激作用的病变(如机械性压迫)均可刺激皮质敏感区异常放电而诱发癫痫。要解除机械刺激,如凹陷性骨折者做骨折整复、浅在的颅内异物摘除、导致颅内压增高的外伤后继发性颅内占位病变的清除,这些因素都应尽早手术解决。还有一种是颅脑损伤后病变长期存在,进一步演变的结果,它们在病理解剖学和生理学方面存在共同的特征:有程度和范围不等的脑组织瘢痕形成以及在脑组织内有固定的异常放电的致痫灶存在。致痫灶并不存在于瘢痕之中,而是存在于它周围的、受到部分损害的脑组织内。二者之间的关系以及形成致痫灶的机制至今未明，所以手术应在皮质电极等电生理检查定位致痫灶后进行。若致痫灶在脑组织瘢痕周围，同时非位于脑的重要部位（如语言中枢、运动中枢等处）或皮质下深部，则将瘢痕组织连同它周围致痫灶的脑组织一并切除。对于脑瘢痕组织位于重要部位时，只允许切除致癫痫部分，且须尽力保留软脑膜和它附近的血管；不允许切除致痫灶时，只能在致痫灶处按 5mm 间距行多处软膜下横纤维切断术。

对于脑内囊肿，抽除囊液或切开囊壁均可。如囊腔与蛛网膜下腔或脑室相邻，则可切开囊壁使之与蛛网膜下腔或脑室相通。如囊壁甚厚或周围尚有较厚的瘢痕组织，则应考虑将二者一并切除。手术治疗的有效率约达 50%，所以有些患者术后仍要用抗癫痫药物。

二、脑脊液漏

因颅骨骨折同时撕破硬脑膜致使脑脊液流出体外。

（一）病因

脑脊液漏常见于颅底骨折、硬脑膜破裂，使脑脊液经鼻或耳流出。它亦可见于颅脑火器伤，尤其是脑室穿通伤，脑脊液常经伤口流出。

脑脊液鼻漏多见于筛板骨折，少见于额窦后壁和蝶窦骨折。脑脊液耳漏多为岩骨骨折，如中耳鼓膜破裂，则经外耳道流出，也可经咽鼓管从鼻孔流出。脑室穿通伤脑脊液大量流失，极易导致颅内出血、气脑和颅内感染，或颅内低压。

（二）临床表现及检查

通常于伤后立即出现脑脊液漏，少数颅底骨折后数天甚至数月后发生，这可因硬脑膜裂口被凝血块或挫伤脑组织所暂时填塞，一旦这些填塞物自溶后则出现脑脊液漏，昏迷患者易在一定体位时才产生，因此较易忽略。伤后初期脑脊液常含血性，以后转为清亮。因脑脊液流失，患者出现头痛、头昏、抬头症状加重等低颅压综合征，甚至因脑室塌陷等发生颅内血肿。颅底骨折常合并嗅觉或听力丧失、面神经麻痹等症状。

（1）头颅影像学检查有时可显示颅内积气，上颌窦、蝶窦内液平面，甚至可见岩骨、筛板、筛窦、额窦等骨折线或骨缺损。

（2）令患者低头、屏气或双侧颈静脉加压使颅内压力升高，可见液体流出加速。

（3）鼻孔流出的脑脊液糖定量在 35mg%（1.9mmol/L）以上时，脑脊液干后不结痂。

（4）鼻内镜检查可能找到瘘口部位并确定脑膜缺损范围。电鼻内镜可录像，找到脑脊液经鼻道出口。

(5)腰穿或延髓池穿刺注入靛胭脂 1mL，卧床头低位，10～20min 后可见滴出染色的液体。

(6)螺旋 CT 冠状增强扫描，或 MRI 检查。

(三)治疗

其原则是防止导入颅内感染，促进脑脊液漏自发停止，即促进瘘口愈合。

(1)凡脑脊液漏的患者，均要预防性使用抗感染药物及破伤风抗毒素。

(2)保持鼻腔、外耳道通畅清洁，但不可用填塞物，否则易导致感染源逆行导入颅内。

(3)禁忌局部冲洗。尽量避免擤鼻、屏气、呛咳，避免使细菌逆行入颅内。急性期禁忌腰穿，以免逆行颅内感染和外伤性气颅的危险。严重脑脊液鼻漏者，安置鼻饲管时应慎重。

(4)为促使脑脊液漏自发停止，宜抬高床头，并卧向患侧(如耳漏)，令脑组织与撕裂脑膜处紧密贴附，以利于自行闭合。

(5)若为脑室穿通伤，急性外伤后的严重脑脊液鼻漏、耳漏以及伴有较多破损脑白质自耳、鼻渗出，应考虑做急诊开颅，施行脑膜裂口修补术。

(6)一般颅底骨折所引起的脑脊液鼻漏或耳漏多在 1 周内自行停止，超过 1 个月不愈者应考虑行手术修补。

三、颈内动脉海绵窦瘘

颈内动脉海绵窦瘘又名搏动性突眼，是颈内动脉海绵窦段或其分支破裂，与海绵窦沟通的动静脉瘘，引起眼静脉迂曲怒张、眼球突出搏动、颅内杂音等一系列的循环紊乱的病理状态。

四、颅骨缺损综合征

颅骨缺损综合征指因颅骨较大缺损引起的一系列不适感觉。

(一)临床表现

颅内缺损范围小而硬脑膜完整者，很少出现症状。较大的颅骨缺损可能产生颅骨缺损综合征，表现为头痛、头晕，体位变动时加重缺损部位的不适感(低头时隆起，立位时凹陷)，有恐惧感，往往给患者造成严重的精神负担。

(二)治疗

一般颅骨缺损直径＞3cm 者，可做修补术。但是在前额部的颅骨缺损影响美观者，虽然其直径不到3cm，也可以修补。颞肌下减压者，因有较厚的颞肌保护，若无症状，可以不修补。

1.手术修补的目的

(1)消除或缓解症状。

(2)保护脑组织。

(3)美容，解除患者精神负担。

2.禁忌证

(1)颅内压增高未解除者。

(2)意识不清或一般情况差者。

(3)颅内残存异物可能会造成感染者。

3.手术时间　无感染伤口，伤后1～3个月可做颅骨修补术。感染伤口者，要等伤口痊愈后半年进行修补。

第九节　脑脊液鼻漏修补术

瘘口不大，漏液不多的急性脑脊液鼻漏，一般先采用保守疗法，如4周后不愈时，始考虑手术修补。但瘘口很大，如不紧急手术处理，则可能因脑脊液流失过多，使脑室塌陷形成颅内低压综合征，或进而引起颅内出血、颅内积气、颅内感染等并发症，甚至因而致命，因此亦应考虑手术。

一、修补目的

(1)阻止脑脊液鼻漏和并发脑膜炎的危险。

(2)防止颅内容物从缺损处疝出。

(3)建立永久性颅底腔和鼻窦、鼻咽腔之间的屏障。

二、修补材料

(1)游离瓣：阔筋膜、颞筋膜、颞肌、自体脂肪、颅骨骨膜等。但游离瓣抗感染能力差，不能耐受放疗。在湿性环境中可能溶解、坏死，成为细菌生长的温床，带来严重后果。

(2)带蒂瓣：带蒂瓣的选择取决于颅底缺损及硬脑膜缺损的范围。常用的有头皮瓣、颞肌瓣、帽状腱膜、额骨骨膜瓣及各种肌皮瓣等，其主要优点是保留良好的血供，移植物易成活，抗感染能力强，可耐受放疗。其缺点主要为头皮瓣要二期手术断蒂，供瓣区需植皮。额骨骨膜瓣较薄，修复的可靠性差，颞肌瓣血供丰富、取材容易，不影响美容，但长度受限，只能修复中颅窝和前颅窝后部的缺损。常用的各种肌皮瓣(如斜方肌肌瓣、背阔肌皮瓣及胸大肌皮瓣等)的缺点为肌块较大，距颅底较远，旋转移位困难，手术并发症较多等。

(3)带血管蒂游离瓣：易成形，耐受放疗，只需一次手术。常用的有带血管腹直肌瓣，带血管的游离大网膜瓣和带血管的阔筋膜肌瓣等。此类手术操作复杂、手术时间长、患者耐受差，广泛开展受限。

(4)替代修补材料，如陶瓷材料、钙钠铝氟硅酸盐多聚酸复合体和血纤维蛋白凝胶、人造硬脑膜等。优点是操作简单、材料丰富等。缺点为替代材料存在异物反应，有许多材料与硬脑膜在性质、拉力、弹性、韧度上不匹配，抗感染能力差，不能为受体组织所取代，耐水及防水性能差等。

(5)带蒂延长颞肌瓣修补的优点：

①带蒂延长颞肌瓣的神经支配和血液供应良好，手术时于血管平行方向纵行分离肌肉可保全血管神经。

②带蒂延长颞肌瓣弥补了单纯的颞肌瓣长度有限的不足，它不但能修复中颅窝及前颅窝后部的缺损，而且能修复前颅窝前部及中部的缺损，需要修复较大面积的颅底缺损时，可采用双侧颞肌带蒂延长瓣重叠式修补缺损，为避免肌瓣血管的扭转，必要时可切除部分额骨和蝶骨大翼，为了缩短肌瓣到修复缺损的距离，还可在颞骨的适当部位做通过肌瓣的骨孔。

③带蒂延长颞肌瓣为来自自体的组织，无任何组织排斥反应。

④带蒂延长颞肌瓣因有良好的血供，而且存活的自体肌瓣的颞筋膜与硬脑膜在生物物理性质上相似，愈合确切，抗感染和耐水防水性能好。

三、手术入路

手术入路有颅内入路、颅外入路、联合入路。①颅内入路：可以直接见到硬脑膜撕裂或缺损处及与周围的关系，还可观察和同时治疗颅内的病变，神经外科多采取此入路。②颅外入路：通过鼻内镜进行瘘口修补，耳鼻咽喉科多采取此种方法。联合入路即通过颅内和颅外进行瘘口修补。

四、手术方法

1.麻醉　手术在全麻下进行。鼻漏的瘘口位于一侧者，做患侧额颞部骨瓣成形开颅术。双侧筛板有或怀疑有缺损，或伴有蝶窦骨缺损，一般做发际内额颞部冠状头皮切口，后做双侧或分别做各侧的额颞部骨瓣成形开颅术。耳漏则做患侧颞骨瓣成形开颅术。为使颞肌瓣移至瘘口的距离缩短和暴露颅底时减少对脑组织的牵引，骨瓣基底尽量靠近颅底。

2.寻找瘘口的方法　①术前均应进行颅骨冠状位薄断层的X线片；②头部冠状位薄层CT或CT脑池造影。此种瘘在术中常发现于瘘口周围存在脑膜脑瘢痕或蕈状脑突出，应用手术显微镜更有助于辨认瘘口。为避免造成人为瘘口，勿用探针在筛板上试探寻找瘘口。

3.带蒂延长颞肌瓣的制作法　从颞部颞肌筋膜附着的颞上线起，沿肌纤维走向直达颧弓水平处，纵切宽1.5～2.5cm的长条颞筋膜肌瓣，随之沿着颞骨鳞部表面连同骨膜完整地进行剥离，后于颧弓处横行切断筋膜和肌瓣厚度的1/2，并将肌瓣顺其纤维朝着颅顶方向劈开，颅顶端保留2cm左右的肌肉相连接。其蒂部在颧弓水平上。若瘘口特别宽阔，制作时可在颧弓部切取较宽大的筋膜肌瓣部分。在整个制作过程中，要特别细致辨认和尽可能地保留血管。

4.修补方法　从硬脑膜内修补瘘口时，将带蒂延长肌瓣的游离端穿过硬脑膜缺口直至堵塞颅骨缺损处，后将肌瓣的筋膜部分以丝线缝于硬膜缺口四周的边缘，达到封闭缺口目的。若从硬膜外修补瘘口，沿着颅底与硬脑膜之间，其上筋膜部分以丝线缝于硬脑膜裂口四周。此法既堵塞了颅骨缺损，又封闭了硬脑膜裂口。为了减轻因收缩导致肌张力增高，以及避免肌收缩时牵拉硬脑膜引起头痛等不适，将通过骨瓣骨孔的肌瓣筋膜部分以丝线固定于骨孔处的软组织上。在关闭颅腔时，勿使肌瓣条在通过骨孔至颅内时发生扭曲与受压。

制作带蒂颞肌长条状肌瓣，并于近颧弓肌瓣根部横切其厚度的1/2，顺肌纤维方向劈开，则得比原肌条延长2/5的肌条，颞肌瓣游离端通过颅内硬膜内填塞瘘管的硬脑膜裂口与骨缺损，并以丝线固定至硬脑膜裂口周边。

五、术后处理

采取斜坡卧位，应用降颅内压药和抗炎药物，避免能使颅内压增高的用力动作（如擤鼻涕等），服用缓泻药以防便秘，必要时做腰穿或脑室引流。

第十节　颅骨缺损修复术

重型颅脑损伤患者在开颅手术之后大都要去骨瓣减压，还有颅骨内感染、肿瘤侵蚀、儿童生长性骨折，颅骨肿瘤进行的骨切除等，均可造成颅骨缺损。

一、适应证

(1)颅骨缺损。

(2)面颅,尤以眶部颅骨缺损造成的毁容和心理压力。

(3)颅骨缺损在儿童可造成不对称脑生长,引起无症状性颅内压增高。

(4)颅骨缺损综合征:头痛、头晕、疲劳、失眠、抑郁、焦虑和不能集中注意力。

二、手术时机

由于修补材料和手术方式要求,以往认为颅骨手术后半年行颅骨修补术,近年来术后 3 个月修补的报道较多。

(1)3 岁以下的幼儿可以观察自发的骨再生,而 3 岁以上的儿童通常需要修补颅骨。

(2)有颅内压增高的情况暂缓修补颅骨,或做脑脊液(有脑积水)分流术后修补颅骨。

(3)感染的颅骨在治愈 12 个月后。

(4)头皮(瓣)很薄,血管少的区域要做转移皮瓣或待皮肤比较健康时。

(5)新鲜切除颅骨肿瘤造成的骨缺损可以于术中同时修补。

(6)有厚的肌肉或头发掩盖的较小颅骨缺损,不需修补。

三、修补材料

目前使用的修补颅骨材料主要为钛板。目前,因钛板可高温彻底消毒、易塑形和操作方便等优点而在国内普遍应用,同时可抗磁场,其他尚有自体骨植入等临床应用,不过价格相对较贵。

四、术前准备

术前日嘱患者剃去头发。如果有脑外伤后并发癫痫的患者,术前除一般的检查外,还要检查脑电图、脑电地形图,部分患者要做 SPECT 检查。术前要做致痫灶切除的准备。根据钛板材料的不同,有些需术前 CT 辅助计算机塑形后再消毒,有些可在术中塑形。

五、手术操作

1.切除致痫灶　手术掀开头皮瓣后,在能将硬脑膜与脑皮质分开的患者,于脑的表面安置皮质电极，对能达到的地区分别进行皮质脑电图测定，以发现致痫灶。不能分离硬脑膜与脑皮质的病例，在硬脑膜表面置皮质电极，测定致痫灶。非语言和运动区的致痫灶，直接将脑皮质切除约 $1cm^2$，深达白质。在语言及运动皮质区，做软脑膜下脑回浅层横切术，或做对应部位硬脑膜粘连分离松解术。严密缝合硬膜者，可以考虑同期修补颅骨，以免皮下积液影响皮下结构的愈合。

2.*颅骨修补术* 手术掀开头皮瓣后，视情况修补硬脑膜，在硬脑膜缺损较大的患者，取颞筋膜修补硬脑膜。硬脑膜小的破损用小圆针 1 号丝线直接缝合即可。颅骨修补用任何人造颅骨材料时，硬脑膜上的破损一定要在修补严密不漏液后，才能将颅骨材料补上，否则将因修复材料板下积液而使修补手术失败。显露骨窗并向周边帽状腱膜下扩大 2～3cm。然后，将消毒的成形颅骨修补材料按凸凹合适的位置植入，植入骨板正好嵌入皮下颅骨缺损上。采用自体颅骨瓣的病例，可以使用无菌保存自体骨或者将取下的颅骨瓣洗净；不立即修复颅骨者，将其用纱布包好交由家属带回家，风干保存。术前将骨瓣煮沸 30min 或连续煮沸 2 次共 60min，然后剔除干净软组织及骨末，在骨窗缘和颅骨瓣相应部位，钻孔 4～5 对，用不锈钢丝或粗丝线将骨瓣固定在原来的位置上。缝合头皮切口。尽量选择头皮较厚处螺钉固定。儿童考虑颅骨生长的可能，则可根据个体情况决定是否螺钉固定。

六、并发症及处理

1.*皮瓣下积液* 大多在 40mL 左右，严密消毒皮肤，用注射器粗针头进行抽吸，一般抽吸 1～3 次可获痊愈。极少数皮瓣下积液可达 100mL，而且抽吸数次不能痊愈，可将原切口敞开，修补硬脑膜或再次止血，可获痊愈。目前有学者报道，术中放置皮下引流可减少或避免皮下积液的发生。

2.*修补材料感染* 随着钛网的广泛应用，感染越来越少，一旦出现感染，大多数情况下需将修补的骨板去除，同时去净骨板下的炎性肉芽组织，争取伤口尽快愈合。

3.*修补颅骨板材料过小* 骨板下沉压迫脑皮质，引起局限性抽搐和偏瘫，应去掉并换上新的修补材料。

第二章　颅脑肿瘤

第一节　特殊类型的胶质瘤

一、毛细胞型星形细胞瘤

毛细胞型星形细胞瘤与浸润性原纤维型或弥漫性星形细胞瘤显著不同。其主要特征包括以下4点。

(1)发病平均年龄小于典型星形细胞瘤；小脑毛细胞型星形细胞瘤好发年龄为10～20岁。

(2)预后较浸润性原纤维型或弥漫型星形细胞瘤好，存活期更长。

(3)影像学表现：表现不一，病灶强化，常为囊性伴有瘤结节；发生于小脑时常为囊性，半数以上有瘤结节。

(4)病理学：紧凑或疏松星形细胞伴有纤维和(或)嗜酸性颗粒小体。

(一)诊断标准

1.发生部位　毛细胞型星形细胞瘤可发生于脑和脊髓的任何部位，儿童及青年多见。

(1)视神经胶质瘤和下丘脑胶质瘤

①发生于视神经的毛细胞型星形细胞瘤称为视神经胶质瘤。

②当它们发生于视交叉时，无论从临床还是影像学上，通常与下丘脑或第三脑室区的胶质瘤无法区分。

③下丘脑及第三脑室区毛细胞型星形细胞瘤：影像学上可表现为脑室内肿瘤，多数可侵及视交叉，与视神经胶质瘤无法鉴别。可表现为“间脑综合征”，在儿童中这是一种少见的综合征，常由下丘脑前部的侵袭性胶质瘤引起，典型表现为皮下脂肪缺失伴多动，过度敏感和欣快感。也可表现为低血糖、发育障碍、头部增大。

(2)大脑半球：发病年龄大于视神经或下丘脑胶质瘤(如青年)。毛细胞型星形细胞瘤与纤维型细胞瘤(原纤维，恶性程度更高)容易混淆。毛细胞型星形细胞瘤通常由一囊腔和一瘤结节组成(纤维型星形细胞瘤通常无此改变),这一点可以与纤维型星形细胞瘤区别,并且一些毛细胞型星形细胞瘤有钙化团。

(3)脑干胶质瘤:通常为纤维、浸润型,只有少部分是毛细胞型星形细胞瘤,是那些预后良好、向脑干“背侧、外生型”肿瘤。

(4)小脑:曾被称为“囊性小脑星形细胞瘤”。

(5)脊髓:可发生于此,发病年龄较脊髓纤维型星形细胞瘤年轻。

2.辅助检查 头部CT及MRI检查表现如下:

(1)毛细胞型星形细胞瘤常表现为边界清楚,注药后增强(与低级别纤维型星形细胞瘤不同)。

(2)多数情况下有一囊,囊内有一结节,周围无水肿或水肿轻微。

(3)可发生于中枢神经系统的任何部位,但最常见于脑室周围。

3.鉴别诊断 须与弥漫性或侵袭性纤维型星形细胞瘤相鉴别。

(1)病理学特征性的表现存在,但如以上特征性病理学表现不明显,或在标本组织较少如立体定向活检,则单靠病理学检查不足以鉴别。

(2)提示该诊断的其他因素,包括患者的年龄、影像学资料等。

(二)治疗原则

(1)这些肿瘤的自然生长缓慢,首选治疗是在不导致功能缺失的情况下最大限度地切除肿瘤。有些肿瘤侵及脑干、脑神经或血管,可使肿瘤切除受限。

(2)由一个真性囊腔和瘤结节构成的肿瘤,切除瘤结节就足够了;非肿瘤性囊壁可以不切除。有些肿瘤具有一个“假囊”,囊壁厚且强化(在CT及MRI片上),这种囊壁必须切除。

(3)由于此类肿瘤术后5年和10年生存率很高,且在此期间内放射治疗的并发症发生率高,同时没有完全切除的肿瘤复发生长缓慢,因此建议这些患者术后不行放射治疗。不过,应定期复查CT或MRI并进行随访,如果肿瘤复发,应再次手术。只有当复发肿瘤无法切除(只要有可能应选择再次手术)或病理学提示肿瘤恶性变时才考虑放射治疗。

(4)对于年幼患者化疗优于放射治疗。

(5)预后:肿瘤复发较常见。尽管过去认为它们一般在术后大约3年内复发,关于这一点目前仍存在争论,并且远期复发也较常见。另外,一些肿瘤部分切除后不再继续生长,也代表着一种治愈形式。手术后约有20%的患者出现脑积水,需要进行治疗。

二、少枝胶质细胞瘤

少枝胶质细胞瘤是脑胶质瘤常见的类型之一。由于以往许多误诊为纤维型星形细胞瘤(尤其是这些肿瘤的侵袭性部分),所以其发病率统计相差较大。男女患病比例约为3∶2。成人多见,平均年龄约40岁。本病可发生脑脊液转移,但少见。

(一)诊断标准

1.临床表现

(1)癫痫:最为常见的临床表现,半数以上的患者曾有癫痫病史。

(2)颅内压增高:头痛,呕吐和视乳头水肿。

(3)精神症状:淡漠。与肿瘤好发于脑叶,尤其是额、颞叶有关。

(4)局部神经功能障碍:因肿瘤的压迫和肿瘤卒中可破坏脑组织而引起,表现为偏瘫、失语等。

(5)其他:如眩晕等。

2.好发部位(表2-1)

表2-1　少枝胶质细胞瘤的部位

部位	所占百分比%
幕上	>90
额叶	45
半球(额叶以外)	40
第三脑室或侧脑室内	15
幕下+脊髓	<10

3.辅助检查

(1)头部X线:少枝胶质细胞瘤患者的X线片上可见肿瘤钙化。

(2)脑CT和MRI:CT诊断少枝胶质细胞瘤有一定特异性。表现为幕上脑叶内略高密度的混杂肿块,边界清楚,周围水肿和占位效应均很轻微,这与其他胶质瘤的瘤周水肿明显的特点不同。50%～90%的检查可见条索状钙化。非钙化性高密度多为肿瘤内出血,给予增强剂后瘤体可无强化反应或反应轻微,恶变后强化明显且不规则。MRI的定性诊断作用不如脑CT。

(二)治疗原则

1.外科手术治疗　下列情况可考虑手术。

(1)有明显占位效应的肿瘤,不论恶性度高低,均建议手术治疗解除占位效应,减轻症状，延长患者的存活期。

(2)无明显占位效应的肿瘤

①低级别：能切除的病变建议外科手术治疗。在保留神经功能的情况下尽量全切除肿瘤。

②高级别：力争全切，还是部分切除或仅行活检，目前仍有争议。原因主要在于全切除对高级别肿瘤是否有益仍未明确。

2.化疗　化疗对大多数少枝胶质细胞瘤有效，尤其在用药3个月之内，多数可出现肿瘤体积缩小。但疗效和持续时间不一。经验最多的为PCV：每日盐酸丙卡巴肼60mg/m^{2}静脉注射、洛莫司汀110mg/m^{2}口服、长春新碱1.4mg/m^{2}静脉注射，均为29日1个周期，6周重复1次。

3.放射治疗　放射治疗对于少枝胶质细胞瘤的疗效仍不明确。有关术后放射治疗的效果存在争议。记忆丧失、精神异常、性格改变等放射治疗的不良反应在长期存活的患者当中较为常见。

三、室管膜瘤

室管膜瘤是常见的神经上皮性肿瘤之一，约占颅内肿瘤的2%～9%，占神经上皮性肿瘤的18%～20%；男性略多于女性，男女患病比例约为1.9∶1；多见于儿童和青少年。60%～70%位于幕下，靠近第四脑室，占第四脑室区肿瘤的25%。室管膜瘤通常为边界清楚的良性肿瘤(尽管确有恶性室管膜瘤发生)，但可沿脑脊髓种植。儿童颅后窝室管膜瘤常为间变性肿瘤，发病年龄越小，预后越差。尽管病理学上不如髓母细胞瘤恶性程度高，但预后更差，因为往往无法全切除。

(一)诊断标准

1.临床表现　根据肿瘤发生的部位不同而有较大差异。

(1)颅内压增高：多源于肿瘤继发的梗阻性脑积水，表现为头痛、恶心、呕吐、视乳头水肿等。

(2)强迫头位。

(3)脑干功能障碍：多因肿瘤侵犯第四脑室底部，造成桥脑和延髓神经核和传导束功能障碍，如复视、面瘫、共济障碍等。

(4)小脑功能障碍：表现为走路不稳、眼球震颤、共济失调和肌张力下降等。

(5)癫痫：多见于大脑半球靠近运动区的脑内室管膜瘤(来源于胚胎异位的室管膜细胞)，脑室内室管膜瘤少见。

(6)其他：发生于侧脑室的室管膜瘤可压迫和侵犯丘脑、内囊、基底节等，导致偏瘫、偏侧感觉障碍等;位于第三脑室后部者可造成双眼上视运动障碍等。

2.辅助检查

(1)头部X线:多数可表现为颅内压增高征象,如指压迹增多等;另外,还可显示肿瘤钙化,室管膜瘤是儿童颅后窝肿瘤中最常伴有钙化改变的肿瘤。

(2)头部CT和MRI:通常表现为第四脑室或侧脑室肿瘤,密度不均,常伴梗阻性脑积水。肿瘤可有囊变和钙化,使肿瘤表现为混杂信号,注射增强剂后显示不均一强化。影像学上与髓母细胞瘤难以鉴别,以下情况有助于鉴别。

①室管膜瘤中钙化常见,髓母细胞瘤少见。

②髓母细胞瘤常起源于第四脑室顶,后者将肿瘤包裹("香蕉征"),而室管膜瘤常起源于第四脑室底。

③室管膜瘤在 T_1 加权相表现为混杂信号(与髓母细胞瘤不同)。

④室管膜瘤外生部分MRI检查 T_2 加权相为显著高信号(髓母细胞瘤为轻度高信号)。

(3)脊髓造影:水溶性造影剂脊髓造影检测"水滴状转移"与MRI强化一样敏感,可取脑脊液用于细胞学检查。

(二)治疗原则

1.外科手术切除

(1)手术目的:在避免严重神经功能障碍的同时,最大程度地切除肿瘤。当肿瘤广泛侵犯第四脑室底时,肿瘤不可能全切除。

(2)手术入路:根据肿瘤发生的部位不同而选择不同的手术入路。

①第四脑室室管膜瘤:常用枕下正中入路。

②侧脑室室管膜瘤:皮层经脑沟侧脑室入路或经胼胝体侧脑室入路。

③第三脑室室管膜瘤:经胼胝体穹隆间入路或枕下经小脑幕入路(适用于第三脑室后部肿瘤)。

④大脑内室管膜瘤:根据肿瘤发生的具体部位,选择距离肿瘤最短且避开重要功能区的部位开颅。

2.放射治疗　室管膜瘤的放射敏感性仅次于髓母细胞瘤,列第二位。手术切除后常规采用外放射治疗。

(1)瘤床45～48Gy,复发者另加15～20Gy。

(2)脊髓外放射。

(3)如果有水滴状转移灶或CSF细胞学检查发现瘤细胞,应增加脊髓外放射治疗;也有行预防性脊髓外照射;小剂量全脊髓放射治疗(平均约30Gy),同时增加水滴状转移部位的放射剂量。

3.化疗　一般作为术后的辅助治疗，可短时间抑制复发肿瘤的生长。

第二节　脑膜瘤

一、概述

脑膜瘤是成人常见的颅内良性肿瘤，占颅内原发肿瘤的14.3%～19%，发病率仅次于胶质瘤。发病的年龄高峰为45岁左右，男女比例约为1∶1.8。19%～24%的青少年脑膜瘤发生于神经纤维瘤病Ⅰ型。

脑膜瘤的发生与蛛网膜有关，可发生于任何有蛛网膜细胞的部位（脑与颅骨之间、脑室内、沿脊髓），特别是与蛛网膜颗粒集中分布的区域相一致。脑膜瘤多与硬脑膜相粘连，但亦可与硬脑膜无关联，如发生在脑室内的脑膜瘤。

脑膜瘤通常为生长缓慢、边界清楚（非侵袭性）的良性病变。少数可呈恶性和（或）快速生长。8%的患者多发，在神经纤维瘤病患者中尤为多见。偶尔肿瘤呈大片匍匐状生长（斑块状脑膜瘤）。

（一）诊断标准

1.临床表现

（1）病史：脑膜瘤因属良性肿瘤，生长慢，病程长。因肿瘤呈膨胀性生长，患者往往以头痛和癫痫为首发症状。

（2）颅内压增高症状：可不明显。许多患者仅有轻微的头痛，甚至经CT扫描偶然发现脑膜瘤。因肿瘤生长缓慢，所以肿瘤往往长得很大，而临床症状还不严重。有时，患者眼底视盘水肿已相当明显，甚至出现继发视神经萎缩，而头痛并不剧烈，无呕吐。值得注意的是，当“哑区”的肿瘤长得很大，无法代偿而出现颅内压增高时，病情会突然恶化，甚至会在短期内出现脑疝。

（3）局部神经功能障碍：根据肿瘤生长的部位及邻近神经血管结构不同，可有不同的局部神经功能障碍。如蝶骨翼（或嵴）脑膜瘤外侧型（或翼点型）的表现与大脑凸面脑膜瘤类似；内侧型（床突型）多因包绕颈内动脉（ICA）、大脑中动脉（MCA）、眶上裂部位的脑神经和视神经而出现相应的脑缺血表现和脑神经功能障碍。嗅沟脑膜瘤多长到很大时才出现症状，包括Foster-Kennedy综合征（同侧视神经萎缩，对侧视盘水肿）；精神改变，如压迫视路导致视野缺损等。

（4）颅骨变化：脑膜瘤常可造成邻近颅骨骨质的变化，表现为骨板受压变薄、破坏,甚至穿破骨板侵蚀至帽状腱膜下,头皮局部可见隆起。有时,肿瘤也可使颅骨内板增厚,增厚的颅骨内可含肿瘤组织。

(5)癫痫:位于额部或顶部的脑膜瘤易产生刺激症状,引起局限性癫痫或全身发作。

2.辅助检查

(1)脑电图:因脑膜瘤发展缓慢,并呈局限性膨胀生长,脑电图检查时一般无明显慢波。但当肿瘤生长相当大时,压迫脑组织,引起脑水肿,此时脑电图可呈现慢波,多为局限性异常Q波,δ波为主,背景脑电图的改变较轻微。脑膜瘤的血管越丰富,δ波越明显。大脑半球凸面或矢状窦旁脑膜瘤的患者可有癫痫病史,脑电图可辅助诊断。

(2)头部X线片:由于脑膜瘤与颅骨关系密切,以及共同的供血途径,容易引起颅骨的改变,头部平片的定位征出现率可达30%～60%,颅内压增高症可达70%以上。主要表现如下两种。

①局限性骨质改变:可出现内板增厚,骨板弥漫性增生,外板骨质呈针状放射性增生。

②颅板的血管压迹增多:可见脑膜动脉沟增粗扭曲,最常见于脑膜中动脉沟。局部颅骨板障静脉异常增多。

(3)头部CT:可见病变密度均匀,增强后强化明显,基底宽附着于硬脑膜上。一般无明显脑水肿,少数也可伴有明显的瘤周水肿,有时范围可达整个大脑半球。脑室内脑膜瘤半数可出现脑室外水肿。CT检查的优点在于可明确显示肿瘤的钙化和骨质改变(增生或破坏)。

(4)头部MRI:一般表现为等长或稍长T_1、T_2信号,T_1像上60%的肿瘤与灰质等信号,30%的肿瘤为低于灰质的低信号。在T_2像上,50%为等信号或高信号,40%为中度高信号,也可能为混杂信号。肿瘤边界清楚,呈圆形或类圆形,多数边缘有一条低信号带,呈弧形或环形,为残存蛛网膜下隙(脑脊液)。肿瘤实质部分经静脉增强后呈均匀、明显强化。肿瘤基底硬脑膜强化可形成特征性的表现——“脑膜尾征”,对于脑膜瘤的诊断有特殊意义。MRI检查的优点在于可清晰显示肿瘤与周围软组织的关系。脑膜瘤与脑之间的蛛网膜下隙界面消失,说明肿瘤呈侵袭性生长,手术全切除较困难。

肿瘤基底硬脑膜强化可形成“脑膜尾征”,是脑膜瘤较为特征性的表现,但并不是脑膜瘤所特有的影像表现。邻近硬脑膜的其他病变,如转移癌和胶质瘤等也可有类似影像特点。

同时进行 CT 和 MRI 增强扫描，对比分析，能得到较正确的定位及定性诊断。

(5)脑血管造影：可了解肿瘤供血，肿瘤与重要血管的关系，以及硬脑膜静脉窦的情况(决定手术中是否可以结扎)。同时，脑血管造影也为手术前栓塞提供了条件。一半左右的脑膜瘤，脑血管造影可显示肿瘤阴影。通常脑膜瘤在脑血管造影像上有特征性表现。

①脑膜血管呈粗细均匀、排列整齐的小动脉网，轮廓清楚呈包绕状。

②肿瘤同时接受来自颈外、颈内动脉或椎动脉系统的双重供血。位于颅前窝底的脑膜瘤可接受眼动脉、筛动脉和大脑前动脉分支供血；位于颅中窝底的脑膜瘤可接受脑膜中动脉、咽升动脉供血；颅后窝底的脑膜瘤可由枕动脉、椎动脉脑膜前支、脑膜后动脉供血。

③血管造影还可显示硬脑膜窦的受阻情况，尤其是矢状窦/大脑镰旁脑膜瘤。根据斜位片评估上矢状窦通畅程度较可靠。

④肿瘤的循环速度比脑血流速度慢，造影剂常在肿瘤中滞留。在脑血管造影的静脉期，甚至窦期，仍可见到肿瘤染色，即迟发染色。肿瘤血管明显且均匀一致延迟充盈的特点有助于确诊。

⑤脑膜瘤周围脑血管呈包绕状移位。

上述特点在脑膜瘤的脑血管造影中可同时出现，亦可能部分出现。

(二)治疗原则

1.手术治疗

(1)手术切除脑膜瘤是最有效的治疗手段。随着显微手术技术的发展，脑膜瘤手术效果也随之提高，大多数患者治愈，但并不能排除复发可能性。

(2)手术原则

①体位：根据肿瘤的部位选择体位。侧卧位、仰卧位、俯卧位都是常使用的体位。

②切口：影像学的进展和导航技术的出现，使肿瘤的定位十分精确，手术入路应尽量选择到达肿瘤距离最近的路径，同时应避开重要神经和血管；颅底肿瘤的入路还应考虑到对脑组织的最小牵拉。切口设计的关键是将肿瘤恰位于骨窗的中心。

③手术显微镜的应用：手术显微镜下分离肿瘤，使操作更细致，保护周围脑组织。

④对富于血运的肿瘤，术前可栓塞供应动脉或术中结扎供应肿瘤的血管。

⑤对受肿瘤侵蚀的硬脑膜、颅骨应一并切除，以防术后复发。经造影并在术中

证实已闭塞的静脉窦也可以切除。以筋膜或人工硬脑膜、颅骨代用品修补硬脑膜和颅骨。

⑥术后处理包括控制颅内压,抗感染、抗癫痫治疗,注意预防脑脊液漏。

2.非手术治疗

(1)放射治疗:对于不能全切的脑膜瘤和少数恶性脑膜瘤,手术切除后需放射治疗。

(2)其他治疗:激素治疗对减慢肿瘤的生长是否有效尚不能肯定,对复发又不宜再手术的脑膜瘤可做姑息治疗。

3.术后处理

(1)手术后应将患者送往重症加强护理病房(ICU)监护 24～48h。

(2)手术前脑水肿严重者术后应静脉给予脱水药、甲泼尼龙或地塞米松。

(3)患者麻醉苏醒后,立即进行神经功能评估,并作好记录。如出现神经功能缺损,须进一步分析原因。疑为颅内血肿形成者,须立即行 CT 检查或直接送手术室开颅探查,清除血肿。

(4)抗癫痫治疗:肿瘤累及运动、感觉皮层时或手术前患者有癫痫发作史,手术中和手术当天,需静脉应用抗癫痫药物,预防癫痫发作。手术后第一日患者可于进食后恢复手术前的(口服)抗癫痫治疗方案。手术后抗癫痫治疗至少 3 个月,无癫痫发作者可逐渐减少药量,直到停止用药。手术前有癫痫病史的患者,抗癫痫治疗时间应适当延长,一般建议 1～2 年。

(5)预防下肢血栓和肺栓塞:若患者术后有肢体运动障碍或老年患者,短期内不能下床,必要时应给予药物(如注射用低分子肝素钙,0.3mL,脐旁皮下注射)和弹力袜。

(6)脑脊液漏:术后有脑脊液漏可能者,可取头高位,腰椎穿刺持续引流 2～3d;出现脑脊液漏时可持续 5～7d,一般可自愈。若脑脊液漏仍不缓解,应考虑二次手术修补漏口。

4.脑膜瘤切除分级　目前,国际应用较多的脑膜瘤切除分级法为 Simpson 分级法。这一分级法对统一切除标准、评定脑膜瘤的手术效果有重要的参考价值。但有人认为此分级法对于凸面脑膜瘤较为适用,对脑室内和颅底脑膜瘤未必适用,如侧脑室三角区脑膜瘤,无硬脑膜和颅骨的附着,颅底脑膜瘤手术多难做到受累颅骨,甚至硬脑膜的切除。故有人提出针对颅底脑膜瘤的切除分级,因目前尚未得到广泛认同,在此不作详细介绍。

二、脑膜瘤的复发及处理

与任何肿瘤一样，脑膜瘤首次手术后，如在原发部位有少许残留，则很可能发生肿瘤再生长并复发。恶性和非典型脑膜瘤的5年复发率分别为38%和78%。造成良性脑膜瘤复发的原因有两个：一是由于肿瘤侵犯或包裹重要神经和血管组织时未能完全切除而残留，如海绵窦脑膜瘤；二是由于肿瘤局部浸润生长，靠近原发灶周边或多或少残存一些瘤细胞。脑膜瘤术后复发多见于被肿瘤侵犯的硬脑膜。

1.*放射治疗* 放射治疗可能有效，可使平均复发时间延长。考虑到放射治疗可能引起的放射性损伤和坏死等不良反应，对肿瘤可能复发的患者也可先行CT或MRI随访，发现明确复发迹象时再行放射治疗。

2.*手术切除* 根据患者年龄、身体状况、症状和体征，以及影像学资料等，决定是否再次手术。再次手术的结果不仅仅取决患者年龄和一般状态，还取决于肿瘤的部位，如蝶骨嵴脑膜瘤，复发时若已长入海绵窦，再次手术的困难会更多；但复发的上矢状窦旁脑膜瘤，如已侵犯并阻塞上矢状窦，二次手术可将肿瘤及闭塞的上矢状窦一并切除而获得治愈。

三、矢状窦旁脑膜瘤

矢状窦旁脑膜瘤是指肿瘤基底附着在上矢状窦壁并充满上矢状窦角的脑膜瘤。有时肿瘤可侵入窦内甚至造成上矢状窦闭塞。

（一）诊断标准

1.*临床表现*

（1）颅高压症状和体征：造成颅内压增高的原因，除了肿瘤本身的占位效应外，瘤体压迫上矢状窦及静脉，造成回流受阻也是原因之一。

（2）癫痫：较为常见的首发症状，尤其是在中央区的窦旁脑膜瘤。

（3）局部神经功能障碍：前1/3矢状窦旁脑膜瘤因侵犯额叶而常见精神方面的改变；中1/3型最常见的症状为癫痫和对侧肢体渐进性瘫痪；后1/3型最常见的症状为视野缺损。

2.*辅助检查*

（1）头部CT和MRI：根据脑膜瘤的典型影像特点和部位可明确诊断。CT的骨窗像可以提供与肿瘤相邻的颅骨受侵犯破坏情况。MRI检查可显示肿瘤与大脑前动脉的关系、引流静脉的方向，了解矢状窦的受累程度及是否闭塞。

(2)脑血管造影:脑血管造影对矢状窦旁脑膜瘤的诊断价值在于以下几点。

①了解肿瘤的供血动脉和肿瘤内的血运情况。

②脑血管造影的静脉期和窦期可见肿瘤将静脉挤压移位,有的上矢状窦会被肿瘤阻塞中断。

(二)治疗原则

1.手术前评估　根据患者的病史、年龄、影像学资料和患者对治疗结果的期盼,应评估手术的风险和手术对患者的益处,再决定是否手术。

2.头皮切口设计　通常采用马蹄形,骨瓣要足够大,必须能完全暴露需切除的肿瘤及受累的颅骨、硬脑膜。

3.手术操作

(1)在中线附近作钻孔时,应小心下方的上矢状窦。为防止导板穿过困难,可沿上矢状窦两侧多钻一孔。

(2)锯开颅骨后,用剥离子将颅骨与硬脑膜分开,上矢状窦部分要最后分离(高龄患者硬脑膜不易剥离)。

(3)翻开并取下游离骨瓣后,要立即处理颅骨板障出血,骨缘封以骨蜡。

(4)硬脑膜表面上的出血可电灼或压以明胶海绵,硬脑膜中动脉如参与供血,则可将其缝扎。上矢状窦表面的出血,压以明胶海绵和棉条,数分钟即可止血。骨窗四周悬吊硬脑膜。

(5)如果肿瘤累及颅骨内板,可用高速颅钻将受累的颅骨磨去。如颅骨侵蚀范围较大,特别是肿瘤已穿透颅骨时,可将其与肿瘤一并切除。

(6)中央静脉的保留:位于中央区的大脑上静脉(中央沟静脉)被损伤后,术后患者往往出现严重的对侧肢体瘫痪。尽量保存该静脉。肿瘤较大时,应先做被膜内切除肿瘤。

4.手术后处理　上矢状窦旁脑膜瘤手术后应严密观察,发现并发症(如手术后血肿和脑水肿)并及时处理。

5.复发及处理

(1)侵犯上矢状窦,而又未能全切的肿瘤,术后易复发。

(2)复发后可再次手术,特别是首次手术时,矢状窦尚未闭塞,再次手术前矢状窦已闭塞者,可将矢状窦连同肿瘤一并切除。

(3)对未能全切的肿瘤术后应辅以放射治疗。

四、大脑凸面脑膜瘤

大脑凸面脑膜瘤是指肿瘤基底与颅底硬脑膜或硬脑膜窦无关系的脑膜瘤，可发生在大脑凸面硬脑膜的任何部位，最常见于额顶叶交界处、冠状缝附近。大脑凸面脑膜瘤占脑膜瘤的15%。女性与男性患病比例为1.17∶1。

（一）诊断标准

1.部位分类　通常将凸面脑膜瘤分为4个部位。

(1)前区：指额叶。

(2)中央区：包括中央前后回感觉运动区。

(3)后区：指顶后叶和枕叶。

(4)颞区：以前区、中央区发生率最高，约占2/3。

2.临床表现

(1)大脑凸面脑膜瘤病史一般较长。主要表现为不同程度的头痛、精神障碍，半数以上的患者发病半年后可逐渐出现颅内压增高。

(2)局部神经功能缺失：以肢体运动感觉障碍多见，肿瘤位于颞区或后区时因视路受压出现视野改变。优势半球的肿瘤还可导致语言障碍。

(3)癫痫：以局限运动性发作常见，其肿瘤多位于皮层运动区，表现为面部和手脚抽搐。

(4)有些患者因为头外伤或其他不适，经行头部CT扫描偶然发现。

3.辅助检查

(1)脑电图：脑电图检查曾经是凸面脑膜瘤的辅助诊断方法之一，近年来已被CT和MRI检查所代替。目前脑电图的作用在于手术前、后对患者癫痫状况的估价，以及应用抗癫痫药物的疗效评定。

(2)头部X线：可能发现颅骨骨质针状增生、内板增厚或颅外骨性骨板。

(3)头部CT和MRI：根据脑膜瘤的典型表现，对此病多可及时作出明确诊断。MRI检查可以准确反映大脑凸面脑膜瘤的大小、结构、邻近脑组织的水肿程度、肿瘤与重要脑血管的关系。MRI增强图像上，60%～70%的大脑凸面脑膜瘤，其基底部硬脑膜会出现条形增强带，即“脑膜尾征”，为脑膜瘤较为特异性的影像特点。目前认为，这一结构多数为反应性增高的结缔组织或血管组织，少数为肿瘤浸润，手术时应显露并切除，以达到全切肿瘤。

(4)脑血管造影：对诊断大脑凸面脑膜瘤，脑血管造影并非必需。如手术前怀疑肿瘤与上矢状窦有关，需行脑血管造影或MRI加以证实。脑血管造影还可以了解肿瘤的血运情况和供血动脉的来源(颈内或颈外动脉)。

(二)治疗原则

1.手术前评估　大脑凸面脑膜瘤手术全切后,复发率很低。手术后主要并发症是肢体功能障碍、癫痫和术区血肿。针对每个患者的病史、化验结果、影像学检查特点,综合判断手术的风险代价和对患者的益处,然后决定是否手术。

2.手术操作

(1)可将皮瓣及骨瓣一起翻开,也可钻孔后取下骨瓣。如颅骨被肿瘤侵犯并穿破,可咬除或用锉刀锉平被侵蚀部分;单纯内板受侵蚀,用颅钻磨除受累的内板。

(2)由颈外动脉供血的大脑凸面脑膜瘤,开颅翻开骨瓣是整个手术出血最多的阶段,应立即采用电凝、缝扎或沿肿瘤切开硬脑膜等方法止血。

(3)用手指轻轻触摸硬脑膜可确定肿瘤的边界,环绕肿瘤外界剪开硬脑膜,应尽可能减少脑组织的外露。被肿瘤侵蚀的硬脑膜应去除,用人工硬脑膜或筋膜修补。

(4)分离和切除肿瘤。切除和暴露肿瘤可交替进行。在脑组织表面的蛛网膜与肿瘤之间逐渐分离,边分离边用棉条保护脑组织。肿瘤较小时可将肿瘤分离后完整切除。肿瘤较大时,可用超声吸引器(CUSA)将瘤内容逐渐吸除,然后再从瘤表面分离,以避免过度牵拉脑组织。有些软脑膜血管向肿瘤供血,可在分离肿瘤与瘤床之间电凝后剪断,并垫以棉条,直至肿瘤从脑内分离开。注意相邻血管(包括动脉和静脉)及功能区皮层的保护,必要时借助神经导航系统确定重要结构(如中央沟)的位置。

(5)止血后关颅:彻底止血后待血压恢复到手术前水平,手术野无活动性出血方可关颅。严密(不透水)缝合或修补硬脑膜,骨瓣复位固定,常规缝合头皮,在通常情况下可不必放置引流。

3.手术后处理

(1)患者术后应在ICU或麻醉康复室观察,直到麻醉清醒。

(2)如术后患者不清醒,出现癫痫发作,清醒后再度意识障碍或出现新的神经功能障碍,均应及时行脑CT扫描,除外术后(水肿)血肿。

(3)抗癫痫药物的应用:术后应常规给予抗癫痫药,防止癫痫发作。应保持血中抗癫痫药的有效浓度,通常给予丙戊酸钠缓释片持续泵入1mg/(kg·h),患者完全清醒后改为口服。

(4)如患者有肢体运动障碍,术后应被动活动患者的肢体,防止关节废用性僵直和深部静脉血栓形成。为防止深部静脉血栓形成,可给患者穿着弹力袜。

五、脑室内脑膜瘤

脑室内脑膜瘤发生于脑室脉络丛的蛛网膜细胞，较少见，约占颅内脑膜瘤的2%。

（一）诊断标准

1.临床表现

（1）颅高压症状：侧脑室脑膜瘤早期症状不明显，就诊时肿瘤多已较大，患者已出现颅内压增高的表现，如阵发性头痛、呕吐、视乳头水肿。变换体位时肿瘤压迫室间孔，可引起急性颅内压增高。第三、第四脑室内脑膜瘤早期即可引起脑脊液循环障碍导致梗阻性脑积水，因此颅内压增高症状出现较早。

（2）局部神经功能障碍：肿瘤侵及内囊时可出现对侧肢体偏瘫。肿瘤位于优势半球时，还可以出现感觉性或运动性失语。其他还包括同向性偏盲。癫痫少见。

2.辅助检查

（1）头部CT和MRI：根据脑膜瘤的典型影像学表现（除外“脑膜尾征”），CT和MRI是诊断脑室内脑膜瘤最可靠的方法。

（2）脑血管造影：可以显示肿瘤的供血动脉。侧脑室脑膜瘤的供血动脉为脉络膜前动脉和脉络膜后动脉。脑血管造影片上可见上述动脉增粗迂曲，远端分支呈引入肿瘤的小动脉网，随后出现典型的脑膜瘤循环。

（二）治疗原则

1.手术前评估　脑室内脑膜瘤被发现时往往较大，应及早确诊尽快手术治疗。根据CT和MRI检查了解肿瘤位于脑室的位置，与室间孔和导水管的关系，以及是否合并脑积水，同时选择适当的手术入路。不典型的脑室内脑膜瘤须与脑室内室管膜瘤、脉络丛乳头状瘤、胶质瘤及生殖细胞瘤相鉴别。

2.手术入路

（1）侧脑室脑膜瘤手术入路的选择原则

①到达肿瘤路径较近。

②可早期处理肿瘤的供血。

③尽量避免视放射的损伤。

（2）常用手术入路：包括以下几种。

①三角区入路：较常用于侧脑室三角区脑膜瘤，可以减少患者手术后肢体无力和视野缺损的发生。有条件时应用神经导航技术可以准确确定三角区脑膜瘤的位置，仅用2～3cm的脑沟切口即可深入脑室分块切除肿瘤。手术安全，手术后并发

症少;但早期处理肿瘤血供稍差。

②颞中回入路:可用于肿瘤位于侧脑室颞角者,但该入路易造成视放射损伤,优势半球手术可导致语言功能障碍。

③纵裂胼胝体入路:多被用来切除位置更靠近侧脑室前部的肿瘤。皮质损伤可引发癫痫。

④枕下正中入路:适用于第四脑室脑膜瘤。

⑤Poppen 入路:适用于第三脑室脑膜瘤。

3.手术操作

(1)在距离肿瘤最近或非功能区的皮层处选择适当的脑沟(如顶间沟),避开视放射纤维,将脑沟分开2～3cm,进入侧脑室三角区。枕下正中入路显露第四脑室脑膜瘤时,可通过分离两侧的小脑延髓裂隙,抬起两侧的小脑扁桃体显露第四脑室,而不必切开小脑下蚓部。

(2)尽早暴露阻断肿瘤的供血动脉(如脉络膜前动脉)。

(3)肿瘤小于 3.0cm 时可分离后完整切除。肿瘤较大时,应先于肿瘤内分块切除,待体积缩小后再将残存瘤壁翻出。不可勉强完整切除,以免损伤肿瘤周围的脑组织,尤其是侧脑室壁。

(4)避免出血流入对侧脑室或第三脑室。止血要彻底。

(5)严密缝合硬脑膜,脑室内可不必放置引流管。若放置引流,一般不超过3～5d。

六、嗅沟脑膜瘤

嗅沟脑膜瘤是指基底位于颅前窝底筛板(硬脑膜)的一类颅底脑膜瘤,约占颅内脑膜瘤的 8%～13%,女性发病多于男性,男女比例约为 1∶1.2。嗅沟脑膜瘤的瘤体可向两侧或偏一侧膨胀性生长。

(一)诊断标准

1.临床表现

(1)颅内高压症状和体征:出现较晚,出现症状时肿瘤体积多已很大。

(2)神经功能障碍

①嗅觉障碍:嗅沟脑膜瘤早期即可有单侧嗅觉逐渐丧失,但不易觉察。

②视力障碍:可因颅内压增高或肿瘤压迫视神经所造成。

③精神症状:额叶底面受累的结果,表现为性格改变、记忆力减退和个性消失,也可出现兴奋、幻觉和妄想。老年患者可表现为抑郁。

④癫痫和震颤：少数患者可有癫痫发作。肿瘤晚期，压迫内囊或基底节，患者出现锥体束征或肢体震颤。

⑤其他：肿瘤向鼻腔生长，患者可因鼻出血而就诊。

2.辅助检查

(1)头部X线：可见颅前窝底包括筛板和眶顶骨质吸收变薄或消蚀而轮廓模糊，也可为筛板和眶顶骨质增生。

(2)头部CT和MRI：MRI可清晰显示肿瘤与周围神经血管组织(如视神经、额叶、大脑前动脉等)的关系。CT能比MRI更好地反映颅底的骨性改变。

(3)脑血管造影：侧位像示大脑前动脉垂直段弧形向后移位。大部分患侧筛动脉、眼动脉增粗，远端分支增多或呈栅栏状向颅前窝供血。

(二)治疗原则

1.手术前评估

(1)需对患者的年龄、一般状况及心肺、肝肾功能等全身情况进行评估。

(2)根据影像学分析肿瘤的范围、瘤周脑水肿程度、肿瘤与视神经和大脑前动脉等主要结构的关系，以及肿瘤是否突入筛窦、额窦等情况，进而制定适合的手术方案，包括手术入路的选择、手术中的难点和相应的处置，以及术后可能的并发症。并将以上告知患者和家属。

(3)手术后无法恢复和避免嗅觉障碍。术前视力极差(如眼前指动)或已丧失者，手术后视力恢复的可能性不大，甚至反而加重。

2.手术操作

(1)手术入路：单侧额部开颅和双侧额部开颅两种手术入路，经硬脑膜内切除肿瘤。

①需最大程度地暴露颅前窝底的中线部分。患者仰卧位，头部后仰30°，有利于额叶底面从颅前窝底自然下垂，减少术中对脑组织牵拉。

②骨窗前缘应尽量靠近颅前窝底。

③如额窦开放应仔细封闭，以防术后脑脊液鼻漏。

④为保护上矢状窦，可在窦两侧分别钻孔，钻孔后用剥离子尽可能剥离骨孔周围的硬脑膜，用铣刀铣开骨瓣。骨瓣翻起时仔细剥离骨板下的上矢状窦，将骨瓣游离取下。

⑤硬脑膜和上矢状窦上的出血可压以明胶海绵。

⑥切开硬脑膜时如遇见桥静脉应尽可能游离保护，必要时可用双极电凝烧断。

(2)脑脊液漏与颅底重建

①筛板处不可过分搔刮,以防硬脑膜和筛板被破坏,造成手术后脑脊液鼻漏。但若该处硬脑膜甚至骨质已被肿瘤侵犯,应将之切除后用适当材料修补。

②颅底骨缺损处用钛板等修补。硬脑膜缺损用自体筋膜或其他材料修复。

3.术后并发症及处理

(1)脑脊液鼻漏和颅内感染

①严密封闭开放的额窦。

②筛窦开放后行颅底重建。

③抗炎治疗。

(2)手术后癫痫:抗癫痫治疗。

4.脑动脉损伤

(1)若动脉周围的蛛网膜尚完整可在显微镜下仔细分离。

(2)直视下分离肿瘤周边,尽量避免盲目牵拉肿瘤,以防粘连动脉或其分支被撕断。

(3)如粘连紧密,必要时残留部分肿瘤。

5.视力视野障碍

(1)避免牵拉等操作直接损伤视神经、视交叉。

(2)尽可能保护视交叉和视神经的供血血管,这甚至比保护视路的解剖完整更重要。

七、鞍区脑膜瘤

鞍区脑膜瘤又称鞍上脑膜瘤,包括起源于鞍结节、前床突、鞍隔和蝶骨平台的脑膜瘤。

(一)诊断标准

1.临床表现

(1)头痛:多以额部为主,也可以表现为眼眶、双颞部疼痛。

(2)视力、视野障碍:鞍旁脑膜瘤患者几乎都有不同程度的视力、视野障碍,其中约80%以上的患者以此为首发症状。视野障碍以双颞侧偏盲或单眼失明伴另一眼颞侧偏盲多见。眼底检查可见Foster-Kennedy综合征。原发视神经萎缩可高达80%,严重时双侧萎缩。

(3)精神障碍:可表现为嗜睡、记忆力减退、焦虑等,可能与肿瘤压迫额叶底面有关。

(4)内分泌功能障碍:如性欲减退、阳痿和闭经。

(5)其他:个别患者以嗅觉丧失、癫痫、动眼神经麻痹为主诉就诊。

2.辅助检查

(1)头部X线:可见鞍结节及其附近的蝶骨平台骨质呈结节样增生,有时还可见鞍背骨质吸收,偶尔可见垂体窝变大,类似垂体腺瘤的表现。

(2)脑CT和MRI

①鞍旁脑膜瘤在CT片上可见蝶鞍部等密度或高密度区,注射对比剂后肿瘤影像明显增强,骨窗像可见鞍结节骨质密度增高或疏松。

②对可疑鞍区病变者,多首先采用MRI检查。MRI检查可更清晰地显示肿瘤与视神经、颈内动脉及颅骨之间的关系。矢状、冠状扫描可以判断肿瘤与蝶鞍、视交叉的关系。

③对鞍上高密度病变,应注意经脑血管造影与动脉瘤相鉴别,以防术中意外。

(3)脑血管造影:典型征象为正位像显示大脑前动脉抬高,双侧前动脉起始段合成半圆形。通常眼动脉可增粗并有分支向肿瘤供血,肿瘤染色明显。

(二)治疗原则

1.手术入路

(1)经额底入路。

(2)翼点入路。

(3)经半球间(前纵裂)入路。

2.肿瘤切除

(1)先处理肿瘤基底,切断肿瘤的供应动脉。

(2)对于较大的肿瘤,不可企图完整切除,应先做瘤内分块切除,以减小肿瘤体积。

(3)边分离便切除肿瘤壁,一般先分离对侧视神经和视交叉,再分离同侧视神经和视交叉,包绕颈内动脉或其分支的脑膜瘤不必勉强切除,以免损伤而造成严重后果。

(4)肿瘤较大时,其后方常与下丘脑和前动脉(包括其分支和前交通动脉)粘连,分离时应注意小心保护。

(5)手术能全切肿瘤是最理想的,但有时因肿瘤大,与视神经和颈内动脉粘连紧密,若存在患者高龄等不利因素,全切鞍旁脑膜瘤常有困难。在这种情况下,不应勉强全切,可尽量于被膜内切除肿瘤,达到视神经充分减压的目的。

3.手术后并发症

(1)视神经损伤:手术前视力越差,视神经耐受手术创伤的能力就越弱。手术中不要勉强切除紧贴在视神经上的残存肿瘤。但即使如此,难免造成原已很差的视力进一步恶化。

(2)嗅神经损伤。

(3)血管损伤:肿瘤较大时可压迫甚至包裹颈内动脉、前交通动脉、大脑前和大脑中动脉及其穿支等。手术中分离被肿瘤包裹的血管或大块切除肿瘤时,可能发生血管的损伤。一旦发生重要动脉的损伤,要尽量显微手术修复。另外,手术中的操作还可能造成脑血管痉挛,同样可以引发手术后脑梗死。

(4)下丘脑和垂体柄损伤:表现为意识障碍、高热和电解质紊乱,后果严重,患者可有生命危险。常因肿瘤较大,侵犯下丘脑和垂体柄或其供血动脉,分离肿瘤时造成直接或间接(血管损伤或痉挛)损伤。每日至少2次电解质检查,调节电解质紊乱;记录24h尿量,若患者每小时尿量超过200mL,持续2～3h,应给予鞣酸加压素注射液或弥凝治疗(应注意从小剂量开始,防止出现尿闭);高热患者给予冰毯降温;激素替代治疗等。

(5)脑脊液鼻漏:多见于术中额窦或筛窦、蝶窦开放,可继发感染(脑膜炎)而造成严重后果。术中需严密封闭额窦,仔细修复颅底硬脑膜和颅骨的缺损。一旦出现可给予预防性抗炎治疗,同时行短期腰椎穿刺脑脊液引流,多数可自愈。不能自愈者应设法修补。

八、蝶骨嵴脑膜瘤

蝶骨嵴脑膜瘤是指起源于蝶骨大、小翼骨缘处的脑膜瘤,占全部颅内脑膜瘤的10.96%。男女患病比例约为1∶1.06。蝶骨嵴脑膜瘤分为内、中、外侧3型。蝶骨嵴内1/3脑膜瘤又称作床突脑膜瘤,临床表现与鞍旁脑膜瘤相似。

(一)诊断标准

1.临床表现

(1)颅内压增高:一般不作为首发症状,肿瘤较大时无论哪一型蝶骨嵴脑膜瘤均可出现。

(2)局部症状和体征:取决于肿瘤生长的部位和方向。

①视力和视野障碍:内侧型多见。肿瘤早期可直接压迫视神经,并造成视神经孔和视神经管的硬脑膜和骨质破坏,进一步导致视神经受累,甚至失明。

②眼球突出:肿瘤向眼眶内或眶上裂侵犯,眼静脉回流受阻所致。

③脑神经功能障碍：内侧型脑膜瘤常可累及鞍旁走行的脑神经，包括第Ⅲ、第Ⅳ、第Ⅵ及第Ⅴ第一支的脑神经损害，表现类似海绵窦综合征，如瞳孔散大、光反射消失、角膜反射减退及眼球运动障碍等。

④精神症状。

⑤癫痫发作：主要表现为颞叶癫痫。

⑥局部骨质改变：侧型蝶骨嵴脑膜瘤可侵犯颞骨，出现颧颞部骨质隆起。

⑦对侧肢体力弱。

⑧其他：如嗅觉障碍。

2.辅助检查

(1)头部CT和MRI：以蝶骨嵴为中心的球形生长的肿瘤，边界清晰，经对比加强后肿瘤影明显增强。CT检查还可显示蝶骨骨质破坏或增生和有无钙化等情况。MRI检查可显示肿瘤与周边软组织的关系，包括脑叶，颈内动脉，大脑前，中动脉，视神经等。

(2)脑血管造影：显示肿瘤的供血动脉，肿瘤与主要血管的毗邻关系。

(二)治疗原则

1.手术前评估

(1)需对患者的年龄、一般状况，以及心、肺、肝、肾功能等全身情况进行全麻手术耐受能力的评估。

(2)根据患者的临床症状和体征，结合影像资料评估手术难度和可能的并发症，肿瘤是否可以全切除等。

①MRI检查可以确定肿瘤与周围组织的关系，脑膜瘤边界清楚、蛛网膜完整者，手术中较易分离。

②广泛切除受累的颅底骨质及硬脑膜，可以防止手术后肿瘤复发。但需要颅底重建，防止术后脑脊液漏。

③内侧型肿瘤可包绕视神经和颈内动脉或侵犯眶上裂和海绵窦，常常不能全切除。手术后往往还会残留一些症状，而有些神经功能障碍甚至加重。

④对于内侧型肿瘤，年轻患者出现较重的临床症状或影像学显示肿瘤处于生长状态应选择手术。老年患者手术后并发症和死亡率都较高，选择手术应慎重。肿瘤若较小可观察，伴有明显症状者可考虑行放射治疗。对外侧型肿瘤，一般均考虑手术。

2.手术入路　无论是内侧型抑或外侧型蝶骨嵴脑膜瘤，目前多采用以翼点为中心的额颞部入路(翼点入路或改良翼点入路)。

3.手术操作

(1)肿瘤暴露:分离外侧裂暴露肿瘤,减少对脑组织的牵拉。明确大脑中动脉及其分支与肿瘤的关系。如肿瘤外面覆盖一薄层脑组织,难以完好保留时,可将这层脑组织切除以便于暴露肿瘤。

(2)肿瘤切除

①对于直径大于2cm的内侧型肿瘤,分块切除,以免损伤重要的血管和神经组织。

②先处理肿瘤基底。若瘤体阻挡基底的处理,也可先在肿瘤内分块切除,待基底显露后再切断肿瘤供血。

③沿肿瘤外周分离,注意保护颈内动脉、大脑前动脉、大脑中动脉的主干和分支、视神经、下丘脑和垂体柄等重要结构。如分离困难,可残留与之粘连的部分瘤壁,严禁强求分离而给患者造成严重的后果。

④保护颈内动脉,一旦颈内动脉破裂,可先以海绵、肌肉压迫止血,同时在患者颈部压迫颈动脉,降低颈动脉压,在显微镜下缝合修补;或利用环绕动脉瘤夹修复破裂的颈内动脉。如均不奏效,只得结扎颈内动脉,同时行颞浅动脉与大脑中动脉分支吻合以减轻术后脑缺血损害程度。

⑤修补硬脑膜:肿瘤切除后检查硬脑膜的破损程度,可选用自体骨膜、筋膜、阔筋膜或人工硬脑膜等修补,严密缝合,防止手术后脑脊液漏。

⑥若术后不需脑脊液引流(为防止脑脊液漏),手术结束时拔除腰椎穿刺引流管。

4.术后并发症及处理

(1)手术后颅内压增高:手术后颅内血肿、脑水肿、脑挫伤和脑梗死等都可能出现颅内压增高,情况严重者若不能及时发现和处理可引起脑疝和生命危险。应密切观察,必要时行CT扫描。加强脱水和激素治疗,保守治疗不能控制病情时应及时手术清除血肿和水肿、坏死的脑组织,必要时行去骨瓣减压术。

(2)手术后癫痫。

(3)手术后脑梗死。

(4)深静脉血栓形成和肺栓塞。

(5)对于未能全切的内侧型蝶骨嵴脑膜瘤的患者,手术后可辅以放射治疗,以延长肿瘤复发的时间。如肿瘤复发,可考虑再次手术切除。

九、海绵窦脑膜瘤

海绵窦脑膜瘤是指发生于海绵窦壁或累及海绵窦的脑膜瘤。手术切除困难，难以彻底切除，术后并发症多。

（一）诊断标准

1.临床表现

（1）头痛：原发海绵窦脑膜瘤症状出现较早，头痛可能是本病的早期症状。

（2）脑神经功能障碍：累及走行于海绵窦的脑神经可出现相应症状和体征，第Ⅲ、第Ⅳ、第Ⅴ和第Ⅵ脑神经麻痹常见，如眼外肌麻痹、三叉神经的第一或第二支分布区疼痛。肿瘤压迫视神经可出现视力、视野障碍等。

（3）眼球突出。

（4）来自颅底其他部位的脑膜瘤累及海绵窦者，患者早期先有肿瘤原发部位的症状，而后逐渐出现海绵窦受损害的症状。

2.辅助检查

（1）头部CT和MRI：根据肿瘤的部位和脑膜瘤的典型表现可以早期诊断海绵窦脑膜瘤。注意区分原发海绵窦脑膜瘤与继发海绵窦脑膜瘤，后者肿瘤较大，可能合并骨质破坏、周围脑水肿和脑组织受压等表现。

（2）脑血管造影：可了解颈内动脉与肿瘤的关系，如颈内动脉的移位或被包绕、虹吸弯增大等，同时有助于了解肿瘤的供血情况。此外，脑血管造影还有助于与海绵窦血管瘤相鉴别。

（二）治疗原则

1.治疗方法的选择　一般有以下3种：

（1）临床观察。

（2）放射治疗。

（3）手术治疗（或“手术＋放射治疗”的综合治疗）

①无论患者的年龄大小，只要症状轻微，均可暂时予以观察，定期做临床和影像学CT、MRI检查随访。一旦发现肿瘤有进展变化，再考虑放射治疗或手术治疗。

②症状明显的老年患者和手术后复发肿瘤建议行放射治疗。

③若患者一般状况许可且海绵窦症状逐渐加重，在患者对病情、手术治疗目的，以及手术后可能发生并发症表示理解和接受的前提下，可考虑手术治疗。

2.手术治疗

(1)手术入路:常用入路包括以下 2 种。

①翼点入路:可通过切断颧弓来减小对脑组织的牵拉。

②颅眶颧入路。

(2)手术原则

①不可强求完全切除肿瘤。如果手术中解剖结构不清楚或肿瘤与脑神经和颈内动脉等重要结构粘连紧密,全切肿瘤会不可避免地造成损伤,可行肿瘤次全或大部切除,手术后再辅以放射治疗。

②切除海绵窦内的肿瘤时如发生出血,应注意判断出血来源,静脉窦的出血使用明胶海绵、止血纱布等止血材料或肌肉填塞,不难控制;若系颈内动脉破裂出血,则需设法修补。

十、桥脑小脑角脑膜瘤

桥脑小脑角脑膜瘤主要是指起源于岩骨后面(内听道后方)的脑膜瘤。在桥脑小脑角肿瘤中,发病率在听神经瘤和胆脂瘤之后,居第三位。

(一)诊断标准

1.临床表现

(1)肿瘤生长缓慢,早期症状不明显。

(2)颅内压增高:多见于后期肿瘤较大时。

(3)局部神经功能障碍

①听神经损害居首位,表现为耳鸣和听力下降。

②面肌抽搐或轻、中度面瘫。

③面部麻木,角膜反射消失,颞肌萎缩,个别患者以三叉神经痛为主诉。

④小脑症状和体征,包括走路不稳、粗大水平眼震,以及患侧肢体共济失调。

⑤后组脑神经功能障碍,包括声音嘶哑、饮水呛咳、吞咽困难等。

2.辅助检查

(1)头部 CT 和 MRI

①诊断桥脑小脑角脑膜瘤首选 MRI 检查。

②桥脑小脑角脑膜瘤在 MRI 上边界清楚,呈卵圆形,基底附着宽;不增强时多呈等 T_1 和等 T_2 信号,注射对比剂后出现明显均一强化;往往与小脑幕有粘连。MRI 可清晰显示肿瘤与周围结构的关系,特别是对脑干和基底动脉的压迫情况。

③CT 可能显示肿瘤内钙化,岩骨骨质破坏或增生,内听道一般不扩大(可借以

与听神经瘤相鉴别)，有时可见岩骨尖骨质增生或破坏。

(2)脑血管造影：正位像可以显示大脑后动脉及小脑上动脉向内上移位，肿瘤向斜坡发展时，基底动脉向对侧移位。侧位像可见小脑后下动脉向下移位，同时可见肿瘤染色。目前一般不再采用脑血管造影来诊断桥脑小脑角脑膜瘤。

(二)治疗原则

1.治疗方法的选择

(1)对症状轻微的桥脑小脑角脑膜瘤患者，可以手术，也可随访观察。

(2)肿瘤较小(＜3cm)或患者不能耐受全麻手术或患者拒绝手术时，可考虑立体放射外科治疗。

(3)肿瘤较大(＞3cm)，患者症状明显或患者虽尚无症状，但肿瘤增长较快，出现进展性神经功能损失时，建议手术治疗。

2.手术治疗

(1)手术入路

①枕下乙状窦后入路。

②颞底经小脑幕入路。

(2)手术操作(以乙状窦后入路为例)

①自后向前电凝分离肿瘤与小脑幕岩骨后的附着处，阻断肿瘤的供血。

②当第Ⅸ、第Ⅹ对脑神经包绕肿瘤时，应仔细分离避免损伤。如肿瘤较大，与附近的神经或动脉粘连紧密，应先做肿瘤内分块切除(超声吸引器)，待肿瘤体积缩小后再继续分离，最后将肿瘤壁取出。

③切除受累的硬脑膜和小脑幕，切除困难时可用双极电凝或激光处理，防止肿瘤复发。

④有条件在神经导航下切除桥脑小脑角脑膜瘤，可减少对重要神经血管的损伤，提高手术效果。

⑤应尽量靠近肿瘤侧电灼和剪断肿瘤供血动脉。在切除肿瘤时注意岩静脉、小脑上动脉、小脑前下动脉、小脑后下动脉、内听动脉、脑干和周围脑神经的辨认和保护。如果肿瘤与脑神经和动脉粘连甚紧，不应勉强切除肿瘤，采用双极电凝或激光烧灼残存的肿瘤组织。

⑥术中神经电生理监测有助于面神经、听神经和三叉神经的辨认和保护。

⑦术中对脑干、三叉神经或后组脑神经的刺激可引起明显的心率、血压改变，严重时应暂停手术。

3.术后并发症

(1)脑神经功能障碍:如面神经瘫痪、听力丧失、同侧三叉神经分布区的感觉障碍等,个别患者还可出现面部疼痛。后组脑神经功能障碍时,患者咳嗽反射减弱或消失,可引起误吸,必要时行预防性的气管切开。

(2)脑脊液漏:多由于硬脑膜缝合不严密或乳突气房封闭不严引起。可行腰椎穿刺引流脑脊液缓解。必要时行二次手术修补。

(3)小脑挫伤、水肿,甚至血肿:由于术中对小脑牵拉较重所致。严重时可导致患者呼吸骤停。术中若发现小脑组织异常肿胀,应及时探明原因,必要时切除挫伤水肿的小脑组织,清除血肿。术后严密观察病情变化,必要时复查CT,如证实颅内血肿或严重脑水肿(肿胀),应及时行二次手术处置。

十一、岩骨斜坡区脑膜瘤

岩骨斜坡区(岩斜区)脑膜瘤是指基底位于三叉神经节压迹以下,内耳门以内和颈静脉结节以上区域的脑膜瘤。临床不少见,约占全部颅内脑膜瘤的6.47%。以女性居多,男女比例约为1∶4。

(一)诊断标准

1.临床表现

(1)颅内压增高症状和体征:头痛是本病的常见症状,就诊时多有视乳头水肿。

(2)多组脑神经功能障碍。

①第Ⅳ脑神经损害常见,患者出现面部麻木、颞肌萎缩和角膜反射消失。

②眼球运动障碍。

③听力障碍。

④周围性面瘫。

⑤肿瘤向下发展可侵犯后组脑神经,出现咽反射消失、饮水呛咳和吞咽困难。

(3)共济障碍:肿瘤压迫小脑和桥臂所致,表现步态不稳、肢体共济失调等。

(4)肢体运动障碍和椎体束征:多由脑干受压所致。

2.辅助检查

(1)头部X线:可见岩斜区骨质增生或吸收,偶见瘤内钙化。

(2)头部CT和MRI:能清晰地显示肿瘤并确定诊断。

(3)脑血管造影:可见基底动脉明显向背侧和对侧弧形移位,管径变细。

(二)治疗原则

1.手术前评估

(1)需对患者的年龄、一般状况,以及心、肺、肝、肾功能等全身情况进行全麻手术耐受能力的评估。

(2)根据临床和影像学资料等，选择适当的手术入路，评估肿瘤全切除的可能性，并向家属说明术后可能的并发症。

(3)通过 T_2 相信号高低可初步判断肿瘤的软硬。脑干与肿瘤界面消失伴有脑干 T_2 相信号增高，表示两者粘连较紧，肿瘤已破坏脑干表面的软脑膜，且供应脑干的血管参与肿瘤的供血，术中分离困难，预后不好。

(4)由于术前多数患者症状较轻，但手术切除难度大，术后并发症较多，术前应反复向患者及家属交代以上情况，达成共识。

2.手术入路

(1)颞下经小脑幕入路：传统入路，操作较为简单，可通过磨除岩嵴来增加对岩尖区的显露。但对颞叶牵拉较多，Labbe 静脉损伤的可能性大。

(2)枕下乙状窦后入路：传统入路，为神经外科医师所熟悉。缺点是必须通过面神经、听神经和后组脑神经之间的间隙切除肿瘤，路径较长，且对脑干腹侧显露较差。

(3)乙状窦前入路：是切除岩斜区脑膜瘤可选择的入路之一。通过不同程度的岩骨磨除可分为乙状窦前迷路后入路、经迷路入路和经耳蜗入路 3 种。此入路的优点在于对颞叶的牵拉小，Labbe 静脉保护好；到达肿瘤的距离短；对脑干腹侧显露好；可早期处理肿瘤基底，切断肿瘤供血，减少出血等。若患者存在有效听力，术中应尽量避免损伤半规管和内淋巴囊。骨蜡严密封闭岩骨气房，防止脑脊液漏。

3.分离和切除肿瘤

(1)手术显微镜下先进行瘤内分块切除，得到足够的空间后即开始利用双极电凝处理肿瘤基底。

(2)主要在三叉神经前、后间隙，严格沿肿瘤与脑干之间的蛛网膜界面分离。

(3)分块切除肿瘤，严禁因力求完整切除而增加对脑神经和脑干的牵拉。

(4)术中应仔细辨认和保护基底动脉及其供应脑干的分支。

(5)如果肿瘤与脑干粘连紧密，可残存少量肿瘤组织，不要为全切肿瘤而造成术后严重的并发症。

(6)切开麦氏囊可切除侵入海绵窦的部分肿瘤。

4.手术并发症

(1)脑神经功能障碍：滑车神经、外展神经、三叉神经受损的概率较高，其次是面神经、听神经和后组脑神经功能障碍。

(2)肢体运动障碍。

(3)共济障碍。

(4)脑脊液漏:原因是手术中磨除岩骨时,骨蜡封闭不严。为了避免脑脊液漏,手术中还需严密缝合硬脑膜,必要时,用肌肉或脂肪填塞。手术后一旦发生脑脊液漏,可采用腰椎穿刺脑脊液持续引流。

(5)脑挫伤、脑内血肿、Labbe 静脉损伤等:术中应避免颞叶的过度牵拉。

(6)下肢血栓和肺栓塞:多因长期卧床引起,肺梗死可造成猝死。术后应鼓励患者尽早下床活动,否则应给予药物(如注射用低分子肝素钙)和弹力袜等预防措施。

十二、枕骨大孔区脑膜瘤

枕骨大孔区脑膜瘤是指发生于枕骨大孔四周的脑膜瘤。此类脑膜瘤较少见,多发生于枕骨大孔前缘,向后可造成对延髓和上颈髓的压迫。女性患病多见。

(一)诊断标准

1.临床表现

(1)病程较长,发展缓慢。

(2)局部症状明显,而颅内压增高症状多不常见(伴有梗阻性脑积水时可出现)。

①颈部疼痛:最常见的早期临床表现,往往发生于一侧。

②肢体力弱和(或)麻木,伴锥体束征。单侧或双侧上肢多见,可伴有肌肉萎缩;肢体痛觉或温度觉的减退或丧失等。

③后组脑神经功能障碍:表现有声音嘶哑、饮水呛咳、吞咽困难、一侧舌肌萎缩、伸舌偏斜等。

④平衡功能障碍:如步态不稳。

2.辅助检查

(1)头部 MRI:是诊断枕大孔区脑膜瘤的首选和必要的检查。根据脑膜瘤的典型影像学特点多可明确诊断。

(2)脑血管造影:显示肿瘤与椎动脉及其分支的关系。

3.手术前评估

(1)需对患者的年龄、一般状况,以及心、肺、肝、肾功能等全身情况进行全麻手术耐受能力的评估。

(2)根据临床和影像学资料等,选择适当的手术入路,评估术中难点和术后可能的并发症,并向家属说明。如因肿瘤与脑神经、椎动脉或延髓粘连紧密而无法完全切除；术后因吞咽困难需鼻饲饮食，呼吸功能障碍需气管切开，肢体活动障碍（甚至四肢瘫）而可能长期卧床等。

MRI 检查可清晰地显示肿瘤的部位和生长方向、延髓受压程度，以及肿瘤与周边组织的关系。通过 T_2 相信号高低可初步判断肿瘤的软硬。延髓与肿瘤界面消失伴有延髓 T_2 相信号增高，表示肿瘤已破坏延髓表面的软脑膜，两者粘连较紧，分离困难，预后不好。

（二）治疗原则

1.手术入路

（1）枕下正中入路：适合于肿瘤位于延髓背侧和背外侧者。

（2）远（极）外侧入路：目前处置枕大孔区脑膜瘤最常用的入路。可直视延髓腹侧和枕大孔前缘，适合位于延髓腹侧和腹外侧的脑膜瘤。利用该入路可早期处理肿瘤基底，切断肿瘤血供，同时对延髓牵拉小。可选择性磨除枕髁后 1/3（远外侧经髁入路）而进一步增加对延髓腹侧的显露。

（3）经口腔入路：适合延髓腹侧肿瘤。因脑脊液漏发生率高，显露有限，目前已很少使用。

2.分离和切除肿瘤

（1）手术显微镜下先进行瘤内分块切除，得到充分的空间后利用双极电凝处理肿瘤基底。

（2）肿瘤血供切断后会变软，再严格沿肿瘤与延髓之间的蛛网膜界面将肿瘤向外方牵引分离。

（3）遵循“边处理基底，边分离，边切除”的原则分块切除肿瘤。严禁因力求完整切除而增加对延髓的牵拉和压迫。

（4）在显微镜下仔细分离和保护脑神经和重要血管。

（5）如果肿瘤与延髓或椎动脉等重要结构粘连紧密，可残存少量肿瘤组织，不要为全切肿瘤而损伤这些重要结构，造成术后严重的并发症。

3.术后并发症及处理

（1）呼吸障碍：主要是由于延髓直接或间接（血管痉挛）损伤导致呼吸中枢功能障碍或膈肌运动障碍所致。建议早期行气管切开，保持呼吸道通畅，必要时行呼吸机辅助通气。

（2）后组脑神经损伤：表现为饮水呛咳、吞咽困难、咳嗽反射低下（可导致误吸）等，可给予鼻饲饮食，保持呼吸道通畅。

（3）肢体运动和感觉障碍：延髓损伤或椎动脉痉挛等原因所致。按摩和被动锻炼可防止关节和韧带僵硬萎缩。高压氧治疗对于肢体功能的恢复有一定帮助。因长期卧床，应使用药物（如注射用低分子肝素钙）和弹力袜防止下肢血栓形成和肺栓塞。

十三、恶性脑膜瘤

恶性脑膜瘤是指某些脑膜瘤具有恶性肿瘤的特点，表现为肿瘤在原部位反复复发，并可发生颅外转移，占所有脑膜瘤的0.9％～10.6％。发生转移是恶性脑膜瘤的特征之一。

（一）诊断标准

1.临床表现

（1）平均发病年龄明显低于良性脑膜瘤。

（2）病程较短，进展快。

（3）头痛等颅内压增高症状明显。

（4）癫痫。

（5）局部神经功能障碍，如偏瘫等。

（6）好发于大脑凸面和上矢状窦旁。

2.病理学特点

（1）病理评分与分级：世界卫生组织（WHO）根据组织病理学特点，将脑膜瘤分为4级，其中第3级为恶性脑膜瘤，第4级为脑膜肉瘤。

（2）转移：恶性脑膜瘤可发生颅外转移，主要包括肺、骨骼和肌肉系统，以及肝和淋巴系统。肿瘤侵犯静脉窦、颅骨、头皮，可能是造成转移的原因。另外，恶性脑膜瘤也可经脑脊液播散种植。

3.影像学检查　头部CT和MRI检查除脑膜瘤的一般特点外，恶性脑膜瘤多呈分叶状，可伴有明显的瘤周水肿，而无肿瘤钙化。

（二）治疗原则

1.手术切除

（1）目的是延长生存时间。

（2）复发恶性脑膜瘤，根据患者状况可考虑再次手术切除。

（3）广泛切除受累硬脑膜，并对周围的脑组织使用激光照射，可在一定程度上延缓肿瘤复发时间。

2.放射治疗　通常作为手术后的辅助治疗，包括外放射治疗和同位素肿瘤内放射治疗，在一定程度上可延缓恶性脑膜瘤的复发。

第三节　垂体腺瘤

垂体腺瘤是属于内分泌系统肿瘤的一种，其发病率仅次于胶质瘤和脑膜瘤，位列颅内肿瘤的第3位。绝大多数的肿瘤发生在腺垂体，呈灰白色，多数肿瘤质地较软，与周围的正常组织分界明显；垂体大腺瘤常将正常垂体组织挤向一旁，使之萎缩。

一、诊断标准

1.临床表现

(1)病史：症状与肿瘤类型及生长方向有关。无分泌功能的腺瘤，多向鞍上及鞍外发展，患者多有神经损伤症状；分泌性腺瘤早期可以出现相关内分泌症状。

(2)头痛：多数无分泌功能的腺瘤可有头痛的主诉，早期系肿瘤向上发展牵拉鞍隔所致，当肿瘤穿破鞍隔后症状减轻或消失。而GH型腺瘤则头痛症状明显而持久，部位不固定。

(3)视神经受压：肿瘤将鞍隔顶起或穿破鞍隔向鞍上生长可压迫视神交叉，产生视力及视野改变，如视力减退及双颞侧偏盲。

(4)内分泌功能紊乱：多数功能性垂体腺瘤分泌下列激素。

①泌乳素(PRL)：最常见的内分泌腺瘤，可导致女性患者停经-泌乳综合征(Forbes-Albright综合征)，男性患者阳痿及无生育功能，以及骨质疏松。

②促肾上腺皮质激素(ACTH)：又称促皮质激素，即Cushing病，ACTH升高可导致如下病症。

内源性高皮质激素血症：由高皮质激素血症引起的一系列改变。为确定Cushing综合征的病因，可行地塞米松抑制试验。

Nelson's综合征：Cushing病行肾上腺切除的患者中有10%～30%出现色素沉积过多[通过促黑色素激素(MSH)与ACTH之间交叉反应]。

③生长激素(GH)：分泌异常可导致成人肢端肥大，表现为手、足增大，脚后跟增厚，前额隆起，巨舌，高血压，软组织肿胀，周围神经卡压综合征，使人衰弱的头痛，出汗过多(尤其是手掌)及关节痛。25%的肢端肥大患者出现甲状腺肿，但化验检查正常。儿童(在骨骺闭合前)GH水平的升高可导致巨人症。

④极少垂体腺瘤可分泌促甲状腺素(TSH)，导致甲状腺功能亢进。

2.实验室检查

(1)血生化检查:注意是否伴发糖尿病等内分泌疾病。

(2)内分泌学检查:通常采用放射免疫法测定激素水平,包括催乳素(PRL)、生长激素(GH)、促肾上腺皮质激素(ACTH)、促甲状腺激素(TSH)、促卵泡素(FSH)、黄体生成素(LH)、促黑激素(MSH)、三碘甲腺原氨酸(T_3)、四碘甲腺原氨酸(T_4)、促甲状腺激素(TSH)。垂体激素的分泌呈脉冲性释放,有昼夜节律的改变,因此单项基础值不可靠,应多次、多时间点抽血检查。对疑为ACTH腺瘤患者,常需检测血浆皮质醇、24h尿游离皮质醇(UFC),以及行地塞米松抑制试验及ACTH刺激试验。

3.辅助检查

(1)视力及视野的检查。

(2)影像学检查

①头部X线片或蝶鞍断层检查:要求有正侧位片,了解蝶鞍大小以及鞍背、鞍底等骨质破坏的情况。

②头部CT:应行轴位及冠状位检查,薄层扫描更有意义。以了解额窦及蝶窦发育状态、蝶窦纵隔的位置及蝶鞍区骨质破坏的情况、肿瘤与蝶窦的关系、有无钙化等。

③头部MRI:了解肿瘤与脑池、海绵窦、颈内动脉、第三脑室的关系,对微腺瘤的诊断更有意义。动态强化扫描对寻找微腺瘤更有意义。

④脑血管造影检查:主要用于除外鞍旁动脉瘤。

⑤视觉诱发电位(VEP)检查:协助判断视路的损害情况。

4.鉴别诊断

(1)颅咽管瘤:小儿多见,首发症状常为发育矮小、多饮多尿等内分泌异常表现,CT扫描肿瘤多呈囊性,伴周边钙化,或较大的钙化斑为其特征。头部MRI检查可见垂体信号,蝶鞍扩大不明显,通常向鞍上生长。

(2)脑膜瘤:成年人多见,内分泌学检查正常,CT及MRI检查为均匀信号强度的病变,明显强化,可见脑膜尾征,囊性变少见,可见垂体信号。

(3)床突旁动脉瘤:无明显内分泌障碍。CT及MRI检查可见正常垂体信号,鞍旁可有或无钙化,混杂信号强度。明确诊断需DSA检查。

(4)视神经胶质瘤:少儿多见,主要表现为明显视力下降,无内分泌异常表现,可合并神经纤维病变的表现。

(5)脊索瘤:好发于颅底中线部位的肿瘤,常有脑神经损害的表现,CT及MRI

检查示肿瘤位于斜坡，可侵及蝶窦，但较少向鞍上生长，可见骨质破坏及垂体信号。

(6)表皮样囊肿：易于鉴别，通常在CT及MRI分别表现为低密度及低信号强度病变，边界锐利，沿脑沟及脑池生长。

(7)异位生殖细胞瘤：少儿多见，首发症状为多饮多尿，垂体激素水平正常或低下。

(8)空泡蝶鞍综合征：有时在临床表现上与垂体腺瘤无法鉴别。但CT及MRI检查可见同脑脊液样信号强度相同病变限于鞍内，无鞍上发展。

(9)拉克囊肿：系颅咽管的残留组织，多表现为囊性病变，内分泌异常表现少见。

(10)垂体脓肿：甚为少见，其特征为头部CT或MRI检查可见明显的环状强化影像。可有或无手术史、全身感染史。

5.临床分类

(1)按有无内分泌功能分

①功能性腺瘤：包括GH型垂体腺瘤、PRL型垂体腺瘤、ACTH型垂体腺瘤、TSH型垂体腺瘤。

②非功能性腺瘤。

(2)按常规组织染色分

①嗜酸性。

②嗜碱性。

③嫌色性。

④混合性。

(3)按照肿瘤大小分

①垂体微腺瘤：指肿瘤直径＜1cm的垂体腺瘤。

②垂体大腺瘤：肿瘤直径＞1cm的垂体腺瘤。

二、治疗原则

1.手术治疗

(1)开颅手术入路及适应证

①经额入路：适于肿瘤大部位于鞍上，未侵及第三脑室前部。

②经纵裂入路：适于肿瘤大部位于第三脑室前部，充满鞍上池，未侵入第三脑室。

③经胼胝体入路：适于肿瘤侵入第三脑室及(或)侧脑室，脑积水明显。

④经侧脑室入路:适于肿瘤侵入侧脑室,室间孔明显梗阻。

⑤经翼点入路:适于肿瘤向鞍旁、颅中窝底生长,并向鞍后发展者。

(2)经蝶窦入路手术

①经口—鼻—蝶入路:适于肿瘤位于鞍内或虽向鞍上生长及向蝶鞍两侧发展者。

②经鼻—蝶窦入路:适于肿瘤位于鞍内及鞍上生长者。

③经筛—蝶窦入路:适于肿瘤位于鞍内,并向筛窦发展者。

(3)术后处理常规:经蝶窦入路术后,由于鼻咽部渗血渗液,为防止误吸,仍需保留气管内插管 2～3h,待患者完全清醒后,方可拔除气管内插管。术后当日应严密观察尿量,控制尿量在 250mL/h 以下。若尿量超过 8000～10 000mL/24h,尿比重低于 1.005,应肌内注射垂体后叶素,抗利尿作用可达 4～6h,也可口服醋酸去氨加压素片治疗。无论经额还是经蝶窦术后均应注意有无脑脊液鼻漏。出院前应复查内分泌激素水平,根据检查结果,继续激素的补充或替代治疗。出院时建议患者 3～6 个月后,门诊复查 MRI 和内分泌激素水平,长期随访。

2.非手术治疗

(1)垂体泌乳素腺瘤:首选药物治疗,疗效不佳或不能耐受者可以手术治疗。

(2)垂体无功能微腺瘤:可以门诊随访,如肿瘤增大再行手术治疗。

(3)对于未婚未育者,应向家属及本人讲明,垂体腺瘤本身可以影响生育功能。

3.药物治疗原则

(1)垂体腺瘤术后,垂体功能严重低下者,应口服激素。主要有泼尼松、甲状腺素片等以替代垂体功能的不足。服药时间的长短视垂体功能恢复情况而定。

(2)病史中或手术后有癫痫发作者,应口服抗癫痫药。如苯妥英钠、卡马西平、丙戊酸钠等,至少服药 3～6 个月以上。如无发作方可考虑药物减量,并于 1～2 年内完全停药。

(3)血内分泌检查高泌乳素者,可口服甲磺酸溴隐亭片。泌乳素腺瘤建议采用药物治疗,常用药物为甲磺酸溴隐亭片。关于此药应注意以下几点:

①它是一种半合成麦角生物碱,与正常或肿瘤催乳激素受体结合,抑制催乳素(PRL)的合成和释放及其他过程,调节细胞生长。不论泌乳素是来源于腺瘤还是正常垂体(如因垂体柄作用),甲磺酸溴隐亭片均能降低其水平。

②约 75%的大型腺瘤患者在服药 6～8 周内可使肿瘤缩小,但是只有在坚持服药的情况下对分泌泌乳素的肿瘤才起作用。

③甲磺酸溴隐亭片可使生育能力恢复,怀孕期间坚持服药先天畸形的发生率

为3.3%，自然流产率为11%，与正常情况下一致。停药可使催乳素瘤迅速长大，怀孕也可使肿瘤长大。

④不良反应：恶心、头痛、疲乏、体位性低血压伴头晕、寒冷导致的血管扩张、精神萎靡、梦魇、鼻腔阻塞、肿瘤卒中等。在治疗的最初数周内不良反应最明显。

生长激素水平增高者，可使用生长抑素类药物，如醋酸奥曲肽注射液。

第四节 听神经瘤

听神经瘤起源于听神经的鞘膜，应称听神经鞘瘤，为良性肿瘤，大多发生于一侧。少数为双侧者，多为神经纤维瘤病的一个局部表现。绝大多数听神经鞘瘤发生于听神经的前庭支，起于耳蜗神经支者极少。该肿瘤多先在内听道区发生，然后向小脑脑桥角发展。肿瘤包膜完整，表面光滑，也可有结节状。肿瘤主体多在小脑脑桥角内，表面覆盖一层增厚的蛛网膜。显微镜下主要有两种细胞成分：Antoni A和Antoni B型细胞，可以一种细胞类型为主或混合存在，细胞间质主要为纤细的网状纤维组成。随肿瘤向小脑桥脑角方向生长及瘤体增大，与之邻近的脑神经、脑干和小脑等结构可相继受到不同程度的影响。往往向前上方挤压面神经和三叉神经，向下可达颈静脉孔而累及舌咽神经、迷走神经和副神经；向内后发展则推挤压迫脑干、桥臂和小脑半球。

一、诊断标准

1.临床表现

(1)病史：听神经瘤的病程较长，自发病到住院治疗平均期限为数月至十余年不等。

(2)症状：首发症状几乎均为听神经本身的症状，包括头昏、眩晕、单侧耳鸣和耳聋。耳鸣为高音调，似蝉鸣样，往往呈持续性，多同时伴发听力减退。

①耳蜗及前庭神经症状：头昏、眩晕、耳鸣和耳聋。

②头痛：枕部和额部疼痛。

③小脑性共济运动失调、动作不协调。

④邻近脑神经损伤症状：患侧面部疼痛、面肌抽搐、面部感觉减退、周围性面瘫。

⑤颅内压增高：双侧视盘水肿、头痛加剧、呕吐和复视等。

⑥后组脑神经和小脑损伤症状：吞咽困难、进食发呛、眼球震颤、小脑语言、小

脑危象和呼吸困难。

2.辅助检查

(1)听力试验

①电测听检查:是比较准确的听力检查方法。蓝色为气导曲线,红色为骨导曲线。正常值为20dB。听神经鞘瘤为高频听力丧失。

②脑干听觉诱发电位(BAEP)检查:是目前最客观的检查方法。听神经鞘瘤通常为Ⅰ~Ⅲ和Ⅰ~Ⅴ波峰潜伏期延长,或除Ⅰ波外余波消失。

(2)神经影像学检查

①头部X线片:可拍摄侧位片、汤氏位片或司氏位片。以了解内听道口及岩骨破坏情况,特别是内听道口扩大最具诊断意义。

②头部CT检查:要求有CT增强像,以避免遗漏小的肿瘤,并有岩骨的骨窗像,从中可了解内听道口、岩骨的破坏情况,肿瘤性状。

③头部MRI检查:可以清楚地显示肿瘤的性状(大小、边界、血运、侵及的范围、瘤周水肿)、与周围组织的关系,特别是了解与脑干和血管的关系,有无继发幕上脑积水。

3.鉴别诊断　应与表皮样囊肿、脑膜瘤、三叉神经鞘瘤或其他脑神经鞘瘤,第四脑室肿瘤、小脑或脑干外侧肿瘤、转移瘤或其他恶性肿瘤,蛛网膜囊肿等相鉴别。

二、治疗原则

1.常用的治疗方法

(1)临床观察:密切观察症状、听力(听力测定),定期影像学检查以了解肿瘤生长情况(每6个月1次CT或MRI检查,持续2年,如果稳定改为每年1次)。如症状加重或肿瘤生长＞2毫米/年,在一般情况良好时建议采取手术治疗,如患者一般情况差可行立体定向放射治疗。

(2)放射治疗(单独或作为外科手术的辅助性治疗):包括外放射治疗和立体定向放射治疗。

(3)外科手术治疗。

2.选择治疗方法

(1)应考虑以下因素选择不同的治疗方法

①患者的一般情况,如年龄、主要器官功能状态,以及是否合并其他系统疾病等。

②肿瘤大小和部位。

③肿瘤发展速度。

④是否存在有用听力，是否能保留有用听力。

⑤第Ⅶ、第Ⅴ脑神经功能的保留。

⑥是否为神经纤维瘤病。

⑦各种干预性治疗方法的效果(包括远期不良反应)。

⑧患者的要求和意见。

(2)一般选择原则

①随访观察仅限于无占位效应症状的老年患者。

②小型肿瘤(直径≤3cm)建议手术治疗。不能耐受手术者可观察或做γ刀治疗。

③大型肿瘤(直径＞3cm)建议手术治疗。如果患者不能难受手术或术后复发建议放射治疗。

④选择放射治疗方式时，如果肿瘤直径≤3cm，适合立体定向放射治疗。

3.手术入路及适应证

(1)枕下乙状窦后入路，适于Ⅰ～Ⅳ型肿瘤切除。乳突后直切口适于Ⅱ型及部分Ⅲ型肿瘤的切除。

(2)经岩骨入路是以岩骨为中心，颅中窝、颅后窝的联合入路，适于向斜坡发展的肿瘤切除。

(3)经迷路入路适用于位于内听道的小肿瘤。

听神经鞘瘤显微手术全切的标准应该是肿瘤的全切除＋面听神经的解剖保留，小肿瘤还应争取听神经功能的保留。

4.术后处理

(1)给予脱水、激素治疗，注意有出现消化道出血的可能。

(2)患者术后神志未清醒，应行头部CT检查。

(3)术后面瘫、眼睑闭合不全者，应用眼罩将眼封闭，每日涂抗生素眼膏。如发现结膜炎，可缝合眼睑。

(4)术后3d内应严格禁食，3d后可试进流食。患者术后的第一次进食，应该由医生实施，从健侧口角试喂水，严密观察有无后组脑神经损伤的表现。因吞咽呛咳不能进食，术后3d起给予鼻饲，加强营养。

(5)随诊与复查。听神经鞘瘤术后主要是观察面、听神经的功能，特别是对于术前有残存听力的患者，术后听力情况更为重要，了解有无纯音听力或语言听力。

(6)对未能全切除的肿瘤者，可行γ刀或X刀治疗。

(7)面瘫严重者,可于术后1年内行面神经功能重建手术,如面—舌下神经吻合术。

第五节 颅咽管瘤

肿瘤来源于原始口腔外胚层形成的颅咽管残余上皮细胞,是常见的颅内先天肿瘤,各年龄均可发病,但以青少年多见。肿瘤多发于鞍上,可向下丘脑、鞍旁、第三脑室、额底、脚间前池发展。压迫视交叉、垂体,影响脑脊液循环。肿瘤多数为囊性或部分囊性,完全实质性者较少见。肿瘤囊壁由肿瘤结缔组织基质衍化而来,表面光滑。囊壁内面可见小点状钙化灶。囊内含有黄褐色或暗褐色囊液,并含有大量胆固醇结晶。显微镜下可见典型的造釉器样结构。

一、诊断标准

1.临床表现

(1)发病年龄:5～10岁好发,是儿童最常见的鞍区肿瘤。

(2)下丘脑及垂体损伤症状:小儿较成人多见。肥胖、尿崩症、毛发稀少、皮肤细腻、面色苍白等。儿童体格发育迟缓,性器官发育不良。成人性功能低下,妇女停经、泌乳等。晚期可有嗜睡、乏力、体温调节障碍和精神症状。

(3)视力视野障碍:肿瘤位于鞍上,可压迫视神经、视交叉,甚至视束,早期即可有视力减退,多为缓慢加重,晚期可致失明。视野缺损差异较大,可有生理盲点扩大、象限性缺损、偏盲等。成人尚可见到双颞侧偏盲、原发性视神经萎缩;儿童常有视盘水肿,造成视力下降。

(4)颅内压增高症状:造成颅内压增高的主要原因是肿瘤向上生长侵入第三脑室,梗阻室间孔。颅高压在儿童除表现为头痛、呕吐外,还可出现头围增大、颅缝分离等。

(5)局灶症状:肿瘤向鞍旁发展可产生海绵窦综合征;向颅前窝发展,可有精神症状、记忆力减退、大小便不能自理、癫痫及失嗅等;向颅中窝发展,可产生颞叶损伤症状;少数病例,肿瘤向后发展,产生脑干及小脑症状。

2.辅助检查

(1)头部X线:鞍上有钙化斑(儿童90%,成人40%)。同时在儿童还可见颅缝分离,脑回压迹增多等。

(2)头部 CT：鞍上占位病变，可为囊性或实性。多有钙化灶且有特征性的环状钙化(蛋壳样)表现。

(3)头部 MRI：鞍上占位病变。肿瘤影像清晰，实体肿瘤表现为长 T_1 和长 T_2；囊性表现取决于囊内成分，液化坏死和蛋白增高为稍长 T_1 和长 T_2，液化胆固醇为短 T_1 和长 T_2。

3.实验室检查　血内分泌检查血 GH、T_3、T_4、LH、FSH、ACTH、PRL 等数值常低下。

4.鉴别诊断

(1)第三脑室前部胶质瘤：高颅压表现较典型，但无内分泌症状；无钙化；头部 MRI 有助诊断。

(2)生殖细胞瘤尿崩症：表现突出，但可伴有性早熟，肿瘤也无钙化。

(3)垂体腺瘤：垂体腺瘤儿童少见，一般无高颅压，无生长发育迟缓等表现，鞍区无钙化。

(4)该部位肿瘤还需与脑膜瘤、鞍旁动脉瘤等鉴别。

二、治疗原则

1.外科手术治疗

(1)全切除(根治性切除)。

(2)选择性次全切除：限制性手术后行放射治疗。

(3)囊肿穿刺(立体定向或内镜下)：以改善视力，解除肿瘤压迫为主，同时可注入囊液容积半量的同位素，行瘤内或间质照射。仅适合于囊性或以囊性成分为主的肿瘤。

(4)分期手术

①全切手术前可先行瘤囊穿刺减压。

②实性肿瘤可先切除下部肿瘤，上部肿瘤可能下移至手术易于达到的部位。

③分期手术可为儿童患者赢得时间，后期行根治手术时下丘脑的耐受力增强。

2.放射治疗　包括外部分量放射治疗或立体定向放射治疗。外部分量放射治疗多作为手术的辅助治疗，如选择性次全切或囊穿刺。而立体定向放射治疗由于是单次治疗，对肿瘤附近的下丘脑和视路可施加较大的不能接受的放射剂量而产生较大的副损伤。

3.选择治疗方法时可参考以下因素

(1)患者年龄，一般状况，肿瘤大小和范围，是否合并脑积水和下丘脑症状等。

(2)根治性手术可较好地控制肿瘤复发,但可能遗留较为严重的下丘脑功能障碍;限制性手术后肿瘤复发率较高,复发肿瘤行二次手术时,原有的神经功能障碍可能进一步加重,同时可给患者造成更多的心理和经济负担。

(3)成人下丘脑对损伤的耐受性较儿童强。

(4)放射治疗虽然也有助于控制肿瘤复发,但可影响大脑的发育,尤其是小儿。所以不主张对于年龄较小的患儿采用放射治疗,建议儿童颅咽管瘤尽可能根治性切除,放射治疗则越可能拖后越好。

(5)患者和家属的意见。

4.主要手术间隙(视交叉旁间隙) 第Ⅰ间隙:视交叉前间隙。

第Ⅱ间隙:视神经—颈内动脉间隙。

第Ⅲ间隙:颈内动脉—动眼神经间隙。

第Ⅳ间隙:终板。

第Ⅴ间隙:颈内动脉分叉后间隙。

5.手术入路及适应证

(1)经蝶窦入路:适用于鞍内颅咽管瘤。

(2)经额底入路:适用于鞍上—视交叉前—脑室外生长的肿瘤。

(3)翼点入路:最常用的手术入路,适用于主体位于鞍上的肿瘤。该入路要点是充分显露视交叉前间隙,视交叉—颈内动脉间隙和颈内动脉—动眼神经间隙,利用这3个间隙切除肿瘤。

(4)终板入路:打开终板,可显露并切除突入第三脑室(前部)的肿瘤。

(5)经胼胝体—穹隆间入路或侧脑室入路:适合于肿瘤主体位于第三脑室内的肿瘤,由胼胝体可进入一侧侧脑室,或分开两层透明隔进入第三脑室,可直接暴露肿瘤顶部。由于儿童对于切开胼胝体反应较小,所以此入路尤为适合。成人可因切开胼胝体而出现术后缄默状态。此入路对于视交叉下,视交叉旁和鞍内显露较差。

(6)颅眶颧入路:适用范围与翼点入路基本相似,但该入路对于脑牵拉小;其显露范围与翼点入路相比较,可增加颈内动脉—动眼神经间隙和颈内动脉分叉后间隙的显露,对视交叉下方和漏斗部的观察角度增大,切除肿瘤时减小了对视神经和视束的牵拉。

6.术后合并症及防治

(1)下丘脑损伤:主要表现为尿崩症(和电解质紊乱)、高热和意识障碍。

如出现体温失调,特别是高热,应行物理降温或低温对症治疗。

术后记录24h出入量，注意尿色和尿比重；术后当天及以后3～5d内监测血电解质，出现异常时应每日至少复查2次，及时调整水盐摄入量。

常见的水钠平衡失调包括以下几种。

①高渗性脱水（高钠血症）：细胞外液中钠/水的相对值增加，细胞内液浓缩；临床表现多数伴有渴觉功能异常、昏迷等，严重时可导致蛛网膜下腔出血（SAH）和脑内出血。治疗原则包括补液和减少水的丢失并重。

失水量估计法：＜2%（150mmol/L）；2%～4%（160mmol/L）；4%～6%（＞160mmol/L）；计算法：[Na]浓度差×体重（kg）×4。

补液途径包括：胃肠道为主、输液为辅、速尿排钠、补充细胞外液。应保持血钠下降速度＜0.05mmol/h。有条件应同时监测中心静脉压，结合尿量来指导补液量。

②尿崩症：若尿量超过250mL/h，持续1～2h，尿比重低于1.005，可诊断尿崩症。

应注意补充丢失的液体，同时结合药物治疗。常用药物：醋酸去氨加压素片。

——长效制剂，30～45min起效，可维持4～8h。

——药效存在个体差异。

——小剂量开始，控制尿量＜150mL/h。

——给药指征：连续2h尿量＞200～250mL/h。

——过量引起少尿/尿闭（用速尿对抗）、水中毒。

——尿是排钠的重要途径。单纯依靠减少尿排出纠正高钠是错误的，应补水排钠并重。

③低渗性脱水/低钠血症：血钠浓度＜136mmol/L。原因包括钠的丢失和（或）水的摄入过多。临床上可导致癫痫、精神障碍、脑水肿/颅压高等。

低钠血症出现时间不明患者可能已发展为症状轻微的慢性缺钠，应通过限制液体入量缓慢治疗。出现急性低钠血症的患者，有发生脑疝的危险，应迅速治疗。

钠的补充及估算如下。

估计法（g/kg）：（130～135）/0.5；（125～129）/0.75；＜125/1；补钠的速度取决于低钠血症的急缓和症状的严重程度。

低钠血症纠正过慢可增加致残率和死亡率，但治疗速度过快则会伴发脑桥中心性脱髓鞘（CPM）。此为一种常见的桥脑白质病变，也可发生于大脑其他部位的白质，表现为隐匿性四肢软瘫、意识改变、脑神经异常及假性球麻痹。早期可表现为不同程度的意识障碍，43%的患者可有尿失禁，癫痫少见。

下述治疗方法CPM发生率降低：

——纠正低钠血症过程中避免出现正常血钠或高血钠，经常检查血钠水平。

——如果血钠在17±1h以上超过126mEq/L，停止补钠。

——24h内血钠升高幅度超过10mEq/L，停止补钠。

——纠正速度不要超过(1.3 +0.2) mEq/ (L·h)。

——缓慢补充3%或5%氯化钠注射液。

——同时加用速尿，防止容量过多。

——检查K^+丢失量，适当补充。

(2)脑积水：如术后出现继发脑积水，可行分流术。

(3)化学性脑膜炎：术中避免囊液流入脑室和蛛网膜下隙，如发生脑膜炎，可给激素治疗，多次腰椎穿刺充分引流炎性脑脊液。

(4)癫痫：手术当日不能口服时，应静脉或肌内注射抗癫痫药，手术后早期静脉持续泵入抗癫痫药物，如丙戊酸钠缓释片1mg/(kg·h)，能进食后替换为口服抗癫痫药，注意保持抗癫痫药物的有效血药浓度，同时注意皮疹、血细胞下降和肝功能损害等药物不良反应。

(5)其他局部神经功能障碍：如偏瘫、失语等。高压氧治疗具有一定疗效。偏瘫患者应注意患肢的被动活动和锻炼，防止关节僵硬和肌肉萎缩；短期内不能下地的患者应给予预防深静脉血栓和肺栓塞的治疗，如注射用低分子肝素钙和弹力袜等。

(6)内分泌功能障碍：术后应常规复查垂体和下丘脑激素水平，并与术前相比较。对于内分泌功能障碍的患者，应尽可能给予相应的内分泌药物替代治疗。

急性继发性肾上腺皮质功能减退治疗注意事项如下。

①应及时补充糖皮质激素，如氢化可的松。

②给药方法：早期静脉滴注，并逐渐过渡到口服。

③减药：达到生理剂量后改为每日1次口服，每周减2.5mg，2～4周后减至10mg/d；然后每2～4周测晨8时血清皮质醇浓度水平；晨8时血清皮质醇浓度>10μg/dl时可停药，但同时需注意减药反应、应激状态、长期应用皮质醇2年内仍有出现肾上腺皮质功能不全的可能等。

④应用后可出现下丘脑-垂体-肾上腺轴(HPA轴)抑制，类同醇应用1个月以上，HPA轴恢复至少需要1年，所以不建议长期大剂量应用激素类药物。神经外科大多数情况下用5～7d糖皮质激素，在停药后一般不会出现肾上腺皮质功能不全；如果连续应用2周或以上，减药一般至少也需2周以上。

(7)残存肿瘤：手术未能全切肿瘤时术后可行放射治疗，对于控制肿瘤复发具有一定效果。但鉴于放射治疗的不良反应，尤其对大脑发育的影响，不主张对儿童患者行放射治疗，尤其是学龄前儿童。

第六节　颅底肿瘤

颅底肿瘤起源于颅底及其相邻结构，有些肿瘤由颅内向颅外或由颅外向颅内，通过颅底裂孔或破坏颅底骨质后，在颅内生长。因此部分瘤体位于颅内，而部分瘤体位于颅外。颅底肿瘤种类较多，临床上以前、中和后3个颅窝底范围划分。

一、诊断标准

1.临床表现

(1)颅前窝底肿瘤：起源于额骨的骨软骨瘤和成骨肉瘤、颅前窝底脑膜瘤，以及起源于鼻腔内的恶性肿瘤较为常见。早期可有嗅觉减退或丧失、颅内压增高症状(头痛、呕吐)、精神症状、癫痫发作，颅眶沟中的肿瘤可有眼球突出、复视和视力减退或失明等。

(2)颅中窝底及海绵窦区的肿瘤：颞下窝肿瘤多起源于颅中窝底脑膜瘤、三叉神经鞘瘤和血管纤维瘤，亦可有鼻咽癌侵入颅内等。常见症状是颜面部麻木或疼痛、咀嚼肌和颞肌萎缩，以及海绵窦闭塞的表现，如头晕头痛、复视、眼球运动障碍，亦可有癫痫发作等。

(3)颅后窝底及小脑桥脑角肿瘤：斜坡脑膜瘤和脊索瘤可出现一侧或双侧多发性第Ⅲ～第Ⅷ对脑神经麻痹，脊索瘤往往在鼻咽部有肿物突出。颈静脉孔区肿瘤可出现第Ⅸ、第Ⅹ、第Ⅺ对脑神经麻痹。舌下神经瘤表现为一侧舌肌麻痹或萎缩。瘤体大者可出现头晕、共济失调等脑干症状。

(4)岩斜区肿瘤：主要以后组脑神经症状为主，常见为复视、面部麻木、眼球活动受限、饮食呛咳，其次是头痛、眩晕、半身无力或偏瘫、共济失调(醉汉步态)等。

2.辅助检查

(1)头部CT和MRI检查：明确肿瘤部位。

(2)血管显影检查：颅底肿瘤血供丰富或与颈内动脉等大动脉关联密切者，应行全脑数字减影血管造影(DSA)检查，亦可行心脏血管造影(CTA)检查，了解肿瘤主要供血动脉和引流静脉，注意肿瘤是否包裹了较大的血管。

(3)术前依据颅底肿瘤部位，行视力视野、电测听，以及脑干诱发电位检查。

二、治疗原则

1.手术适应证

(1)颅底各部位良性肿瘤。

(2)颅底部位局限性生长的恶性肿瘤,患者状况允许手术者。

(3)适用于上述(1)和(2)经 γ 刀或 X 刀治疗无效者。

(4)颅底肿瘤复发,患者一般情况允许再次手术者。

(5)颅底肿瘤有神经功能障碍并且进行性加重者。

(6)颅底肿瘤有颅内压增高者。

(7)颅底肿瘤合并脑积水者。

(8)无明显手术禁忌者。

2.手术前准备

(1)入院后及时向患者及家属讲清病情,使其对所患肿瘤有所认识,特别是对急症患者和病情严重者更应仔细交待,对可能发生的病情突变充分理解。手术前应向患者及家属如实交待。目前该种疾病的治疗方法和适合该患者的治疗方法,应着重强调手术危险性,以及术后可能出现的并发症。

(2)患者有合并症时应及时请有关科室会诊,使患者全身情况允许手术。

(3)特殊处理:入院时合并脑积水、颅压高者应剃头,随时做脑室穿刺的准备;有吞咽进食困难者必要时置胃管鼻饲以改善营养;纠正电解质紊乱;呼吸困难者应准备好急救和气切设备;生活不能自理者应做好护理工作。

(4)对血运丰富的肿瘤还可行术前血管栓塞,以减少出血。

3.治疗方法

颅底肿瘤的手术方法因肿瘤的部位、大小、性质、与周围结构的关系及患者的具体情况而各不相同,应遵循下列基本原则。

(1)采用显微外科手术技术。

(2)选择最佳手术入路,取得良好的显露。

(3)充分保护脑组织、脑神经及颅底重要血管。

(4)在保存重要神经功能的前题下力争全切肿瘤,同时必须恢复和重建颅底的正常生理密闭性。

4.术后处理

(1)密切注意可能出现的并发症:颅前窝底肿瘤可能出现嗅觉丧失,脑脊液鼻漏;海绵窦肿瘤可能出现动眼神经、外展神经等麻痹;小脑脑桥角及颈静脉孔区肿瘤可能出现三叉神经、面神经、听神经损害与吞咽困难、呛咳等后组脑神经症状。特别是斜坡和枕大孔区肿瘤术后可能出现呼吸功能障碍。对已出现的并发症，可采取对症治疗，如加强护理，应用神经营养药物等。

(2)颅底肿瘤患者术毕，应等患者完全清醒后，有咳嗽反射时再拔除气管插管。若后组脑神经功能障碍明显，应积极行气管切开术。如呼吸不规律、潮气量不足时，应用呼吸机辅助呼吸。

(3)气管切开患者应在神志清醒、呼吸平稳、咳嗽反射明显、体温正常时方可试行堵管，试堵管 24h 内无异常者方可拔管。无论是否气管切开，只要痰多较稠者应采取雾化吸入、翻身拍背/协助排痰等措施确保呼吸道通畅。

(4)术后患者常规禁食水 3d，第一次进食、水应由主管医生试喂。3～7d 后吞咽功能仍无缓解者应置胃管给予鼻饲饮食。

(5)出院时向患者及家属交待出院注意事项，3 个月复查 MRI。

(6)对未能全切的肿瘤，术后应常规放射治疗或进行 γ 刀、X 刀治疗。

第七节　脑干占位病变

脑干占位病变以脑干胶质瘤最为常见，其次为海绵状血管瘤、血管母细胞瘤等。本病好发于小儿及青少年。肿瘤部位以延髓和脑桥为多见，中脑次之。

一、诊断标准

1.临床表现

(1)脑神经核团损伤症状：往往在肿瘤早期出现，中脑肿瘤多见动眼神经和滑车神经核受损，出现复视和眼球偏斜等。桥脑肿瘤累及外展神经核、滑车神经核、面神经核和部分三叉神经核时，表现眼球外展运动障碍、面瘫和面部感觉减退。当病变累及前庭蜗神经时，出现听力减退、眼球震颤和眩晕。延髓肿瘤可累及后组脑神经核，出现声音嘶哑、吞咽困难和舌肌瘫痪。

(2)脑干长束损伤症状：肿瘤向脑干腹侧发展，常累及一侧锥体束，出现对侧肢体瘫痪。肿瘤向一侧发展则出现患侧脑神经核瘫和对侧锥体束损伤的交叉性瘫。当网状结构受累时，患者表现为昏迷。

2.辅助检查

(1)神经影像学检查：头部 CT 及 MRI 检查均表现为脑干本身肿大，血运丰富病变需做 DSA 检查。

(2)中脑和桥脑肿瘤:患者手术前后应做脑干诱发电位检查。

二、治疗原则

1.手术治疗

(1)手术适应证:凡病变局限、部位浅表,临床症状、体征呈进行性加重者,皆为手术适应证,对于浸润性生长范围较广的肿瘤,则不宜行手术治疗。

(2)手术方法:依据肿瘤所在部位,采取适当手术入路。原则是选择距离病变最近、损伤最小、暴露最容易的入路。手法要轻柔,勿过分牵拉;操作仅限于病变区内。

(3)术后处理

①术后可能的并发症:中脑肿瘤患者可能出现昏迷,双睑下垂;桥脑肿瘤患者可能双侧外展神经和双侧面神经麻痹、偏瘫或四肢瘫;延髓肿瘤患者可能发生吞咽困难,呼吸障碍,需要做气管切开、鼻饲等。

②脑干肿瘤患者:术毕应等患者完全清醒后,有咳嗽反射时再拔除气管插管。若后组脑神经功能障碍明显,应积极行气管切开术。若呼吸不规律,潮气量不足应用呼吸机辅助呼吸。

③术后患者:常规禁食水 3d,第一次进食、水应由主管医生试喂。1 周后仍不能进食者应置胃管给予鼻饲饮食。

④出院时向患者及家属交待出院注意事项,嘱其 3 个月复查。

2.非手术治疗　适用于手术部分切除的病例,术后胶质瘤患者应及时辅助行放射治疗及化疗,以延缓复发。

第三章　中枢神经系统感染性疾病

第一节　头皮炎症

一、定义

头皮炎症包括疖、痈、脓肿，多由金黄色葡萄球菌及链球菌等感染所致。如处理不当，可造成颅内感染。

二、诊断依据

1.临床表现

(1)疖：为毛囊或皮脂腺的急性化脓性感染。多见于小儿患者，局部出现圆锥状硬结，红肿、疼痛，中心可出现脓栓。

(2)痈：为相邻的毛囊和皮脂腺的急性化脓性感染，见于各种年龄患者，多见于颈枕部位，红色肿块，质硬，周围肿胀。可见多头疖肿形成，似蜂窝，脓头间皮肤有坏死，中央可有溃烂。

(3)蜂窝织炎：为头皮及帽状腱膜下层急性化脓性感染。局部红、肿、热、痛，边界不清。有头痛、高热、寒战等全身反应。

(4)脓肿：头皮感染及头皮血肿继发感染形成。局部红肿、疼痛，触之有波动感，可破溃流脓。头痛、发热、寒战。可并发颅骨炎症。

2.辅助检查

(1)实验室检查：①周围血象：白细胞数增高；②脓液培养：有致病细菌。

(2)影像学检查：头颅 X 线片有颅骨病变时，可见骨结构破坏。

三、治疗原则

1.抗感染治疗　选用敏感抗生素。

2.手术治疗　脓肿切开引流。

第二节　颅骨感染性疾病

一、颅骨结核

(一)定义

颅骨结核是结核杆菌侵入颅骨引发的一种特异性炎症。主要是通过血行、淋巴播散及邻近病灶直接侵入。

(二)诊断依据

1.临床表现

(1)有结核病史,有低热、消瘦乏力、食欲不振、夜间盗汗。

(2)多见于青少年,起病缓慢、病程长,病变可在额骨、顶骨部位。

(3)病灶可单发、多发,局部肿胀,可出现无痛性寒性脓肿。脓肿破溃后可形成窦道,有灰白色干酪样脓液排出,有时有破骨片。

2.辅助检查

(1)实验室检查

周围血象:白细胞数增多,以淋巴细胞为主,血沉加快。

脓液培养:有结核菌。

(2)影像学检查

①头颅拍片:颅骨单发或多发病灶;边缘整齐或穿凿样的圆形或椭圆形骨缺损,可有大小不一的游离高密度影。

②CT或MRI:可见病灶区骨缺损和游离死骨。同时可发现硬膜外、硬膜下及脑内的病变。

(三)鉴别诊断

与颅骨骨髓炎鉴别,前者结核菌培养为阳性。

(四)治疗原则

1.药物治疗　应用抗结核药物。

2.手术治疗　清除病灶。

二、颅骨骨髓炎

颅骨骨髓炎为细菌感染所致,多见于金黄色葡萄球菌及其他细菌感染,常见于颅脑外伤及术后直接原因所致,也可由血行感染及邻近组织感染所致。

（一）诊断依据

1.临床表现

(1)有头颅外伤史或手术史。

(2)有邻近组织炎性病灶，如额窦炎。

(3)可见急性发病症状，如发热，局部肿胀，压痛，红斑。

(4)慢性骨髓炎：患者为无痛性头皮肿胀，可有多发窦道的疼痛区，有皮下积脓、破溃、流脓，脓液中可杂有坏死颅骨。

2.辅助检查

(1)实验室检查：①周围白细胞数升高；②脓液培养可查到致病菌。

(2)影像学检查

①头颅X线片：可表现为地图样骨破坏区，界限较模糊，不规则，呈斑点状骨破坏区，有骨硬化带，界限较清晰。多数有游离死骨；大小不一，形态不整。

②CT及MRI：可见病灶区骨缺损及游离死骨。同时可见硬膜外、硬膜下的病灶改变。

（二）治疗原则

1.一般治疗　抗生素治疗，选用敏感抗生素。

2.手术治疗　切除感染的骨组织，清除周围感染的组织。

第三节　颅内脓肿

化脓性细菌侵入颅内，引起局限性化脓性炎症，继而形成脓肿者称为颅内脓肿。脓肿的细菌来源可来自邻近结构的感染灶、远隔部位的感染灶或通过开放性颅脑损伤直接进入颅内，颅内脓肿形成的病理学分几个阶段，临床上各个阶段相互衔接，难以明确划分。一般来说患者具有3类症状：急性感染性症状、颅内压增高症状和脑局灶性症状。由于脓肿发生的部位不同，临床上称之不同部位的脓肿。

一、硬膜外脓肿

（一）定义

脓液积聚在硬膜与颅骨之间的潜在间隙内，多由邻近组织的感染直接侵入而形成。见于颅骨骨髓炎、黄色肉芽肿、中耳炎及头皮外伤。病原菌常见于金黄色葡萄球菌及溶血性链球菌及需氧性链球菌。

（二）诊断依据

1.临床表现

（1）临床上多有较明确的局部炎症病灶。

（2）有头痛、发热及轻度全身感染症状。

（3）出现局部症状：如神经功能障碍；癫痫发作，感觉、运动障碍等。

2.辅助检查

（1）实验室检查：周围白细胞数升高或正常，血沉常常增快。

（2）影像学检查：

①头颅X线片：可见部分原发性疾病，颅骨骨质破坏。

②CT：脓肿表现为凸透镜样的肿块，肿块内为等密度影，而周围相对增强。

③MRI：脓肿为梭形异常信号区，在 T_1 加权像上病变信号介于脑组织与脑脊液之间。在 T_2 加权像上病变信号高于脑组织。

（三）鉴别诊断

急性硬膜外血肿：有明确的头部外伤史，病情发展快，出现相应的颅内压增高和局灶性症状，体征明确。X线拍片多可发现颅骨骨折。CT示肿物为高密度影像。

（四）治疗原则

1.抗感染治疗　选择敏感的抗生素。

2.手术治疗　开颅切除脓肿，清除脓液、炎症肿块及部分炎症颅骨。

二、硬膜下脓肿

（一）定义

化脓性感染发生在硬膜下间隙，脓液呈局限性积聚，多由鼻窦炎、中耳炎、感染逆性扩散及开颅手术后、外伤后感染引起，也可由血行播散感染引起，最多见的微生物是需氧或厌氧链球菌，也有金黄色葡萄球菌、肺炎球菌、流感嗜血杆菌、大肠杆菌等。多数合并有硬膜外脓肿。

（二）诊断依据

1.临床表现

（1）有明确的炎症病史。

（2）表现为头痛、恶心、呕吐、发热、脑膜刺激症状，严重者可有嗜睡、昏迷。

（3）局灶性症状：癫痫发作，一侧肢体瘫痪，言语障碍，颈部强直，布氏征或克氏征阳性。

2.辅助检查

(1)实验室检查:①外周血白细胞数增高;②血培养可呈阳性结果。

(2)影像学检查:头部 CT 显示低密度半月形或凸透镜状的液体聚集,增强后脓肿内膜呈增高信号,灰、白质交界发生了移位。MRI 显示 T_1 加权像上典型的硬膜下脓肿表现为低信号,T_2 加权像上则表现为高信号。

(3)腰椎穿刺:因颅内压高,多不主张做。

(三)鉴别诊断

与慢性硬膜下血肿相鉴别,该病多有头部外伤史,老年人多见,病史长,有局灶性症状和体征,无炎症病史及感染中毒症状。

(四)治疗原则

1.对症治疗　对于出现神志障碍者及癫痫发作患者,应保持呼吸道通畅及抗癫痫治疗。

2.手术治疗

(1)脓肿穿刺,引流。

(2)开颅脓肿清除。

3.抗感染治疗　应用敏感抗生素治疗 6 周以上。

三、脑脓肿

化脓性细菌侵入脑组织内,引起局限性炎症,脓液积聚在脑实质内。临床上出现颅内压增高及局灶性症状。多见于头部外伤、邻近组织感染及远隔部位的感染直接或血行播散,进入脑组织内。

病原菌:多为厌氧菌所致,如厌氧链球菌(消化道链球菌)、拟杆菌、消化道球菌及需氧的葡萄球菌、链球菌、肠杆菌、嗜血杆菌、肺炎球菌等。因感染源不同,脑脓肿发生的位置各有不同。

(一)额叶脑脓肿

发生在额叶,是位于额叶底前部脑组织内的脓肿。多见于额窦及筛窦部的炎症、外伤,直接播散或远隔感染部位的血行播散。病原菌见于链球菌、肺炎球菌及原发病灶菌等。

【诊断依据】

1.临床表现

(1)有原发性感染病史或局灶性感染病史。

(2)近期有发热、头痛、全身不适的症状。

(3)颅内压增高症状:头痛,持续性,阵发性加重,伴恶心、呕吐,视神经乳头水肿。

(4)局灶性体征:性格改变,表情淡漠,记忆力减退,对侧肢体偏瘫,运动性失语,局限性或全身性癫痫发作。

2.辅助检查

(1)实验室检查:①周围血象,白细胞数增高;②血培养,有时可呈阳性。

(2)影像学检查:

①头颅CT可见脑组织内大片低密度区,可有不全环形增高区,中线移位。注药后,肿物中心低密度,环状增强。周边大片低密度区,中线移位。

②MRI显示 T_1 加权像上脓肿周围高信号环行带和中心低信号区,外周低信号区。T_2 加权像上水肿区域信号显著增强,病灶中心与脑灰质相同或稍有增高;脓肿壁显示清晰、低信号。

【鉴别诊断】

1.脑胶质细胞瘤　有局灶性症状及颅内压增高症状,无感染病史。CT显示肿物呈不规则的低密度或混杂密度影,边缘不清,增强后肿物实质内或有或无强化改变。

2.脑转移瘤　见于肿瘤晚期患者或高龄患者,未找到原发病灶者。CT显示颅内单发性或多发性占位病灶,组织水肿明显,注药后瘤体增强。

【治疗原则】

1.一般治疗

(1)抗感染治疗:选择一些病原菌敏感药物。

(2)降颅内压治疗。

2.手术治疗

(1)脑脓肿穿刺:抽吸脓液或引流,对于单房性、深部、病重及老年人较好。

(2)脑脓肿切除术:脓肿完整切除术用于脓肿反复穿刺未治愈者、外伤后脑脓肿内有异物者,脓肿破溃造成脑疝者应急诊手术。

(二)颞叶脑脓肿

发生于颞叶脑组织内的炎症,脓液在脑实质内积聚形成脓肿。见于口腔、中耳等头面部的炎症,直接或逆行性感染,也可见于远隔部位的血行播散性感染。其中,变形杆菌或链球菌多为致病菌,也可见其他菌类。

【诊断依据】

1.临床表现

(1)有局部感染病灶或有炎症感染病史。

(2)近期有发热、头痛、全身不适症状。

(3)颅内压增高症状:头痛、持续性,阵发性加重现象,伴恶心、呕吐,视神经乳头水肿。

(4)局灶性症状:①癫痫发作,颞叶钩回发作性癫痫;②位于主半球者有语言障碍:感觉性、命名性或混合性失语;③一侧肢体无力或不完全性瘫痪;④视野障碍:同向性偏盲。

2.辅助检查

(1)实验室检查:同额叶脑脓肿。

(2)影像学检查:同额叶脑脓肿。

【鉴别诊断】

同额叶脑脓肿。

【治疗原则】

1.一般治疗

(1)抗感染治疗:选择病原菌敏感药物。

(2)降颅压治疗。

2.手术治疗

(1)脑脓肿穿刺:抽吸脓液或引流,对于单房性、深部、病重及老年人较好。

(2)脑脓肿切除术:脓肿完整切除术用于脓肿反复穿刺未治愈者、外伤后脑脓肿内有异物者,脓肿破溃造成脑疝者应急诊手术。

(三)顶叶脑脓肿

发生于顶叶脑组织内的炎症,脓液积聚在脑内。多因脓毒血症或远处感染经血行播散到脑内、致病菌多和原发病菌相同或为混合菌致病。

【诊断依据】

1.临床表现

(1)有原发病灶感染史。

(2)近期出现头痛、发热、恶心、全身不适症状。

(3)有颅内压增高症状:头痛,持续性、阵发性加重,伴恶心、呕吐,视神经乳头水肿。

(4)局灶性症状:对侧肢体不全瘫,有深/浅感觉障碍。失读、失写、失认,计算不能。可出现感觉性癫痫发作。

2.辅助检查

(1)实验室检查:同额叶脑脓肿。

(2)影像学检查:同额叶脑脓肿。

【鉴别诊断】

同额叶脑脓肿。

【治疗原则】

1.一般治疗

(1)抗感染治疗:选择一些针对病原菌敏感药物。

(2)降颅压治疗。

2.手术治疗

(1)脑脓肿穿刺:抽吸脓液或引流,对于单房性、深部、病重及老年人较好。

(2)脑脓肿切除术:脓肿完整切除术用于脓肿反复穿刺未治愈者、外伤后脑脓肿内有异物者,脓肿破溃造成脑疝者应急诊手术。

(四)小脑脓肿

化脓性细菌侵入小脑内,引起局限性化脓性炎症,继而形成脓肿。多见于中耳炎,直接侵入或血行播散所致,致病菌多为变形杆菌或链球菌或混合感染。

【诊断依据】

1.临床表现

(1)有原发性感染病灶(中耳炎、乳突炎)或远隔部位的感染病史。

(2)近期有发热、头痛、恶心及全身不适病史。

(3)颅内压增高:患者头痛,持续性伴阵发性加重,恶心、呕吐,视神经乳头水肿,颈部僵硬。

(4)局灶性症状:两眼球有水平性震颤。肢体共济失调。强迫头位,脑膜刺激征阳性。严重者出现枕大孔疝。

2.辅助检查

(1)实验室检查

①周围血象,血细胞数增高。

②血培养,有时可呈阳性。

(2)影像学检查

①头颅CT可见小脑内大片低密度区,可有不完全环形增高区。中线移位。增强扫描显示肿物中心低密度,环状增强。周边大片低密度区,中线移位。

②MRI：T_1 加权像上脓肿周围高信号环行带和中心低信号区，外周低信号区。T_2 加权像上水肿区域信号显著增强，病灶中心与脑灰质相同或稍有增高；脓肿壁显示清晰、低信号。

【鉴别诊断】

同额叶脑脓肿。

【治疗原则】

1.一般治疗

(1)抗感染治疗：选择一些针对病原菌的敏感药物。

(2)降颅压治疗。

2.手术治疗

(1)脑脓肿弃刺：抽吸脓液或引流，对于单房性、深部、病重及老年人较好。

(2)脑脓肿切除术。

第四节　脑结核球

一、定义

脑结核球是形成于脑实质内的结核性肉芽肿性肿块，表现为占位性病变，及周围伴发水肿的表现。

二、诊断依据

1.临床表现

(1)有明确的结核病感染史或身体其他部位患有结核病。

(2)活动性结核病灶：出现发热、盗汗、乏力、消瘦等。

(3)颅内压增高症状：头痛、恶心、呕吐、视神经乳头水肿。

(4)局灶性症状：病灶所在部位不同，症状不同。

①幕上病灶：出现癫痫，肢体感觉、运动障碍，语言障碍，视觉障碍。

②幕下病灶：出现眼球震颤，肢体共济活动失调。

2.辅助检查

(1)实验室检查

①周围血象：可无异常，血沉可以加快。

②腰椎穿刺：脑脊液压力高，脑脊液细胞数有时增高。蛋白增高，糖、氯化物正

常或低下。

(2)影像学检查

①胸部X线片:可有结核病灶。

②头部X线片:有时可见颅内有多灶钙化点。小儿可见颅内压增高征象。

③CT:可有三型。

a.小盘型和环型(小于3cm)有明显的增强和周围水肿。

b.大环型,具有典型的脑脓肿特征性中央低密度区。

c.大的形状不规则的结节团块。

④MRI:结核球在 T_1 加权像上为低或略低信号。在 T_2 加权像上大多数信号不均匀。

三、鉴别诊断

1.脑脓肿　根据病史鉴别,钙化少见。

2.脑转移瘤　从病史上可鉴别,CT示脑组织水肿范围大,增强扫描显示后瘤体有强化。

四、治疗原则

1.抗结核治疗　首选异烟肼、链霉素、利福平联合用药。

2.手术治疗

(1)开颅病灶切除:适用于大的结核球,引发颅内增高者。

(2)立体定向手术:对深部诊断不清,治疗4周无效者,可行病灶活检。

(3)脑室—腹腔分流术:适用于脑积水的治疗。

第五节　隐球菌性脑膜炎

一、定义

隐球菌性脑膜炎是由新型隐球菌引起的。新型隐球菌是一种有鞘的类酵母真菌,分布很广,这种微生物在鸟类栖息地常见,是通过吸入空气传播的病原体。首先引起肺部感染,也可经皮肤黏膜侵入,但少见。约50%的感染者有易患因素,如淋巴瘤、白血病、艾滋病、结节病及长期应用皮质类激素治疗等。

二、诊断依据

1.临床表现　临床变化较多，通常慢性或亚急性起病。

(1)一般表现：发热、头痛、全身不适感，部分出现恶心、呕吐及精神状态改变。可出现脑膜刺激征。

(2)局灶性神经症状：出现脑神经损害，表现为展神经和面神经麻痹，也可有言语不利、肢体运动障碍、肢体抽搐、共济失调等症状，在疾病晚期出现。

2.辅助检查

(1)实验室检查

①腰椎穿刺：脑脊液压力增高。

②脑脊液检查：蛋白略高，葡萄糖减少。血细胞数增高，以淋巴细胞为主，多核白细胞也可见到。

③脑脊液涂片：墨汁涂片可找到隐球菌。

④脑脊液乳胶隐球菌凝集实验：效价超过1∶8即可诊断。

⑤脑脊液、血培养：可查出隐球菌。

(2)影像学检查

①CT：脑基底池模糊变形，不对称，强化明显。有时可见脑室扩大，硬脑膜下囊肿。

②MRI：脑基底池 T_1 和 T_2 弛豫时间略缩短，而脑池的信号增强。增强扫描显示基底池明显强化。

三、鉴别诊断

与结核性脑膜炎相似，应反复作脑脊液检查、涂片，检查真菌以鉴别。

四、治疗原则

1.药物治疗　应用两性霉素B及氟胞嘧啶，两性霉素B 0.3mg/(kg·d)与氟胞嘧啶55mg/(kg·d)配合用药。通过脑脊液进行监测。每周查找隐球菌或培养找隐球菌以及行乳胶凝集试验。

2.手术治疗　采用脑室分流术治疗脑积水患者。

第六节 脑真菌性肉芽肿

一、定义

脑真菌性肉芽肿是由引起深部组织的真菌侵入脑内而形成。引起发病的真菌很多,包括隐球菌、念珠菌、放线菌、曲霉菌、新型隐球菌、球孢子菌、诺卡放线菌等,多为血行播散进入颅内及脑组织内。感染后临床上可出现脑膜炎、脑炎、脑脓肿、脑肉芽肿。

二、诊断依据

1.临床表现

(1)见于任何年龄,30～50 岁多见。病史长或亚急性起病。有低热、头痛、恶心、呕吐,脑膜刺激征明显。

(2)颅内压增高,出现头痛、恶心、呕吐、视神经乳头水肿。

(3)局灶性症状:颅底神经损害,如展神经麻痹、面神经麻痹。肢体感觉、运动障碍,癫痫发作。

2.辅助检查

(1)实验室检查

①腰椎穿刺:脑脊液压力增高,脑脊液无色透明或浑浊,白细胞增多,以淋巴细胞为主。

②脑脊液涂片:墨汁染色可找到隐球菌。

③脑脊液补体试验或乳胶凝集试验:呈阳性反应。

(2)影像学检查

①CT:显示脑基底池模糊变形、不对称,强化明显。脑室扩大,硬膜下水肿形成;脑实质内肉芽肿呈等密度或高密度;强化后可见大小不一、多发、边界清晰的强化结节,或呈不均匀强化环形。

②MRI:显示基底池及脑白质区单发或多发类圆形结节,呈长 T_1、长 T_2 信号。注药后结节呈明显强化。

三、鉴别诊断

与结核性脑膜炎相似,脑脊液反复查找真菌,可与其他疾病鉴别。

四、治疗原则

1.药物治疗　有两性霉素B、氟康唑、氟胞嘧啶等。对不同真菌应用不同药物,可合并用药。

2.立体定向　穿刺取活检。

3.手术治疗　切除病灶组织。

第七节　脑囊虫病

一、定义

脑囊虫病是猪绦虫的幼虫寄生于脑内所致的最常见的脑寄生虫病。多发生于青壮年。在中枢神经系统内可寄生于脑膜、脑实质内、脑室内,也可见椎管内,出现多种病理形式,有4种分类:脑膜型、脑实质型、脑室内型和混合型。

二、诊断依据

1.临床表现

(1)癫痫发作:出现反复发作的各种类型的癫痫,癫痫发作形式以多样性及易转换性为特点。

(2)颅内压增高:以急性起病,进行性加重为特点。头痛为突发性,常伴有呕吐、复视、视神经乳头水肿。有视力障碍及听力减退。

(3)局灶性症状

①脑膜型:颅底的蛛网膜出现多个结节粘连致颅底脑神经损害,神经麻痹。致脑脊液循环障碍,出现脑积水。

②脑实质型:病变在脑实质内,单发或多发的病灶,以精神障碍为主,症状可以复杂多变。主要为:a.记忆障碍,记忆力差,健忘。b.思维和判断力障碍:工作能力减退,精神疲劳,言语、动作迟缓,判断力差。c.性格和情感障碍,精神抑郁,淡漠、呆滞、少言寡语,易激动、冲动。d.可有失写、失认、失用、幻听、幻视现象。e.可有肢

体感觉、运动障碍。

③脑室内型:侧脑室、第三脑室、第四脑室内病变影响脑脊液循环,出现脑积水。

④混合型:同时出现以上症状。

2.辅助检查

(1)实验室检查

①血常规检查:嗜酸性粒细胞高达30%。

②便常规检查:大便可发现虫卵。

③皮肤或肌肉结节活检:可发现囊虫幼体。

④脑脊液检查:细胞数增高,有嗜酸性粒细胞。蛋白增高,葡萄糖降低。

⑤血、脑脊液囊虫补体试验:为阳性。

(2)影像学检查

①头颅拍片可见1~2mm大小不等,散在的小钙化点。

②头颅CT显示单个、多个小圆形低密度小囊,0.5~1cm大小,有的可见到偏心头节,脑组织不同程度水肿。有时表现为多个不规则低密度影,增强后低密度影中出现结节状强化或环状强化。有时表现为多个钙化斑或钙化点,圆形,直径2~4mm,边缘清晰,增强检查无强化。

③MRI:早期 T_1 加权像囊虫呈圆形低信号,头节呈点状高信号;T_2 低信号。晚期 T_1 加权像脑水肿区呈低信号,内有高信号环、高信号结节。

三、鉴别诊断

与脑转移瘤相鉴别。转移瘤见于肿瘤晚期,高龄患者,CT显示脑实质内单发或多发占位病灶,组织水肿明显,增强后瘤体增强。

四、治疗原则

1.一般治疗

(1)常用药物为吡喹酮、阿苯达唑,对各种囊虫病有效。

(2)激素治疗:应用皮质醇激素。

(3)降颅压。

(4)抗癫痫治疗。

2.手术治疗

(1)病灶切除术:用于单发病灶,有局灶性体征,颅内压增高者。

(2)脑室—腹腔分流术:用于脑积水患者。

(3)立体定向穿刺术:用于深部组织病变活检或囊虫去除。

第八节　脑包虫病

一、定义

脑包虫病又称脑棘球幼虫病,是细粒棘球绦虫(狗绦虫)的幼虫,侵入人体脑部所致的疾病。包虫病是自然疫源性疾病,分布广泛,主要流行于畜牧区,主要寄生部位在肝、肺。脑包虫约占1%～1.54%,儿童发病高,男多于女,单发囊肿多见。

二、诊断依据

1.临床表现

(1)多来自流行病的畜牧区或有与狗、羊接触密切史。

(2)有肝、肺包虫病史。

(3)颅内压增高表现为头痛、恶心、呕吐、视物不清、视神经乳头水肿。

(4)局灶性体征表现为侵犯额顶叶出现癫痫,语言障碍,一侧肢体感觉,运动障碍,共济运动失调。

2.辅助检查

(1)实验室检查

①周围血象:嗜酸性粒细胞增高达12%～59%。

②腰椎穿刺:脑脊液压力升高,脑脊液内嗜酸性粒细胞增高。

③免疫学检查:间接血凝试验(IHA)、颗粒凝集试验(胶乳LA)、免疫电泳(IFA)、双扩散试验(DD)、间接免疫荧光试验(IIF)、酶联免疫吸附试验(ELISA)等可阳性反应。

(2)影像学检查

①头颅CT

a.原发性包虫:脑内边界清楚的类圆形巨大囊性病灶。密度相当或稍高于脑脊液。有占位效应。周围水肿较轻。边缘几乎没有增强,囊壁本身可有钙化。

b.继发性包虫:可见脑内多发性圆形囊肿,较小。有相互融合倾向。

②MRI:可见脑内囊肿,囊内物在T_1、T_2加权像上同脑脊液信号。可显示子囊和头节,呈高信号。

三、鉴别诊断

与其他脑部的寄生虫相鉴别。

四、治疗原则

1.手术治疗　包虫囊肿切除,应完整摘除,不要切破使囊液外流。包虫囊肿穿刺,囊液抽吸术等。

2.药物治疗　服用阿苯达唑或甲苯达唑,30d为一疗程,中间间隔2周后继续下一疗程。

第九节　脑弓形虫病

一、定义

脑弓形虫病是由刚地弓形虫引起的。它是一种寄生于细胞内的原生生物,通过污染过的食物进入人体内。大多数感染无症状,但在免疫功能下降的人体内,弓形虫会侵犯、破坏细胞,在中枢神经系统表现为弥散性脑病、脑膜脑炎、脑实质内脓肿等。

二、诊断依据

1.临床表现

(1)患者有低烧、头痛和感觉迟钝,病史长。

(2)有局灶性神经症状,如癫痫,一侧感觉、运动障碍,共济活动障碍。

2.辅助检查

(1)实验室检查

①血清学试验:血清抗弓形虫IgG抗体可呈阳性结果。

②活组织检查。

(2)影像学检查

①CT:显示脑实质内脓肿,位于皮质下,基底核区常见,呈低密度改变,可出现环状增强,可为多发,两侧大脑半球都可以存在。

②MRI:两侧大脑半球可见多发性病灶。

三、鉴别诊断

与脑内肿瘤鉴别有难度，应行活组织检查鉴别。

四、治疗原则

1.一般治疗　采用乙胺嘧啶和磺胺嘧啶联合用药。

2.手术治疗　采用脑脓肿穿刺术清除脓肿。行立体定向脑脓肿穿刺活检。

第十节　梅毒性肉芽肿

一、定义

梅毒性肉芽肿系梅毒侵犯软脑膜形成颅内局限性肿块。其中如果形成比较大的肉芽肿，可以呈现纤维性包膜，外周极为坚韧，与脑组织分界明显。

二、诊断依据

1.有梅毒病史

2.临床表现　起病缓慢，常有痴呆、癫痫发作、颅内压升高及局限性脑病灶所引起的相应体征。

3.辅助检查

(1)血清和脑脊液检查：康氏、华氏反应呈阳性。

(2)影像学检查：头部CT或MRI显示脑部占位性病灶。

三、治疗原则

1.药物治疗　大剂量青霉素，必要时辅以砷剂和铋剂治疗。

2.手术治疗　大的占位性肉芽肿可以行手术切除。

第四章　脑血管疾病

第一节　颅内动脉瘤

颅内动脉瘤是脑动脉的局限性异常扩大，以囊性动脉瘤最为常见，其他还有梭形动脉瘤、夹层动脉瘤等。颅内动脉瘤是自发性蛛网膜下腔出血(SAH)最常见的原因。

一、诊断标准

1.临床表现

(1)出血症状：动脉瘤破裂引起蛛网膜下腔出血、脑内出血、脑室内出血或硬脑膜下腔出血。突发剧烈头痛是最常见的症状，见于97%的患者。通常伴呕吐、意识障碍，甚至呼吸骤停、晕厥、颈部及腰部疼痛(脑膜刺激征)、畏光。如果有意识丧失，患者可能很快恢复神志。可伴发局灶性脑神经功能障碍，如动眼神经麻痹而导致复视和(或)上睑下垂，出血随脑脊液沿蛛网膜下隙向下流动的刺激腰神经根引起腰背部疼痛。

(2)体征

①脑膜刺激征：颈强直(特别是屈曲时)常发生于出血后6～24h。

②高血压。

③局灶性神经功能丧失：如动眼神经麻痹、偏瘫等。

④意识状态变差。

⑤眼底出血。

目前已有许多种关于SAH分级标准，临床常用的是Hunt和Hess分级。

表4-1　SAH的Hunt和Hess分级

分级	临床症状与体征
Ⅰ	无症状或轻度头痛和轻度颈强直
Ⅱ	脑神经麻痹(如Ⅲ、Ⅵ)，中、重度头痛，颈强直

续表

分级	临床症状与体征
Ⅲ	轻度局灶性神经功能缺失,倦睡或意识模糊
Ⅳ	木僵,中至重度偏侧不全麻痹,早期去大脑强直
Ⅴ	深昏迷,去大脑强直,濒死状态

备注:若有严重的全身疾患如高血压、糖尿病、严重的动脉硬化、慢性梗阻性肺病及动脉造影上显示有严重的血管痉挛则加1级修订的分级增加以下内容:0级:未破裂动脉瘤;Ⅰa级:无急性脑膜/脑反应,但有固定的神经功能缺失

(3)局灶症状:即非出血症状,如动脉瘤体积缓慢增大,压迫邻近神经,也可出现相应的神经功能缺损症状。

①视神经症状:如视力下降、视野缺损和视神经萎缩等。

②动眼神经麻痹:常见的为一侧动眼神经麻痹。

③海绵窦综合征。

④癫痫。

(4)脑血管痉挛:脑血管痉挛分为早期和迟发性血管痉挛。早期血管痉挛,发生于出血数小时之内,也称即刻脑血管痉挛,多因机械性反应性因素引起,表现为出现后意识障碍、出血量不大,但呼吸突然停止、四肢瘫痪或截瘫。迟发性脑血管痉挛发生于SAH的4～5d以后,也称为迟发性缺血性神经功能缺失(DIND)或症状性血管痉挛,是SAH后病情加重的原因之一。临床特征表现为精神混乱或意识障碍加深,伴局灶性神经功能缺损(语言或运动)。症状通常缓慢发生,包括头痛加重、昏睡、脑膜刺激征和局灶性神经体征,可出现以下临床综合征。

①大脑前动脉综合征:额叶症状为主,可表现为意识丧失、握持/吸吮反射、尿失禁、嗜睡、迟缓、精神错乱、低语等。双侧大脑前动脉分布区梗死通常由于大脑前动脉瘤破裂后血管痉挛引起。

②大脑中动脉综合征:表现为偏瘫、单瘫、失语(或非优势半球失认)等。

“迟发性血管痉挛”诊断是在排除其他原因的基础上建立的,单凭临床较难确诊,可行TCD或TCI检查协助诊断;必要时可行3D-CTA和DSA明确诊断。

2.辅助检查 包括SAH和脑动脉瘤两个方面的评估诊断。

(1)头部CT:头部CT检查是诊断SAH的首选检查,也可对脑动脉瘤的某些方面作初步评估。通过颅脑CT扫描还可评定以下方面。

①脑室大小:21%动脉瘤破裂患者立即发生脑积水。

②颅内血肿:有占位效应的脑内血肿或大量硬脑膜下血肿。

③脑梗死。

④出血量:脑池、脑沟中出血量多少是预测血管痉挛严重程度的因素。

⑤部分患者可以通过头部 CT 检查初步预测动脉瘤的位置。

此外,CTA,尤其是 3D-CTA 对诊断脑动脉瘤有较大参考价值,在急诊情况下可作为首选。

(2)腰椎穿刺:SAH 最敏感的检查方法,但目前已不常用。可发生假阳性,例如穿刺损伤。脑脊液检验阳性表现包括压力升高,脑脊液为无血凝块的血性液体,连续几管不变清。

(3)数字减影脑血管造影:数字减影脑血管造影(DSA)是诊断颅内动脉瘤的"金标准",大部分患者可显示出动脉瘤的部位、大小、形态,有无多发动脉瘤,脑血管造影还可以显示是否存在血管痉挛及其程度。

脑血管造影的一般原则如下:

①首先检查高度怀疑的血管,以防患者病情改变,而不得不停止操作。

②即使动脉瘤已经显现,建议继续完成全脑血管(4 根血管:双侧颈内动脉和双侧椎动脉)造影,以确诊有无多发动脉瘤并且评价侧支循环状况。

③如确诊有动脉瘤或者怀疑有动脉瘤,应摄取更多的位像以帮助判断和描述动脉瘤颈的指向。

④如果未发现动脉瘤,在确定血管造影阴性之前,建议如下。

使双侧小脑后下动脉起始部显影:1%~2%动脉瘤发生在 PICA 起始部。如果有足够的血流返流到对侧椎动脉,通过一侧椎动脉注射双侧 PICA 通常可以显影,偶尔除了观察对侧 PICA 的反流外,还需要观察对侧椎动脉情况。

颈内动脉交叉造影:了解脑内前后交通动脉及侧支循环情况,即在照汤氏位像时,可通过一侧颈内动脉注入造影剂,压迫对侧颈内动脉,使造影剂通过前交通动脉使对侧颈内动脉显影;在照侧位像时,通过一侧椎动脉注入造影剂,压迫任一侧颈内动脉,使颈内动脉系统显影。

(4)头部 MRI:最初 24~48h 内不敏感(正铁血红蛋白含量少),尤其是薄层出血。约 4~7d 后敏感性提高(对于亚急性到远期 SAH,10~20d 以上,效果极佳)。对于确定多发动脉瘤中的出血来源有一定帮助,并可发现以前陈旧出血的迹象。MRA 作为无创检查对诊断脑动脉瘤有一定参考价值,可作为辅助诊断方法之一。

二、治疗原则

1.病因治疗 颅内动脉瘤的治疗关键是病因治疗,即针对颅内动脉瘤的手术或血管内栓塞的病因治疗,治病必求其本,而其次为SAH及其并发症的对症治疗。动脉瘤的治疗取决于患者的身体状况、动脉瘤的大小及其解剖位置、外科医师的手术处理能力,以及手术室的设备水平等。对于大多破裂的动脉瘤而言,最佳的治疗是手术夹闭动脉瘤颈或行血管内栓塞动脉瘤腔,使之排除于循环外而不闭塞正常血管,从而阻止动脉瘤再出血和增大。

对于因蛛网膜下腔出血急诊入院的患者,应及时向家属交待,患者在住院期间随时可能因动脉瘤再次破裂出血而死亡的危险性。

2.术前处理

(1)患者绝对卧床,有条件者在ICU观察。

(2)观察神志、血压、脉搏、呼吸。

(3)给予镇静(地西泮等)、止血(6-氨基己酸等)、脱水、激素、通便(果导、番泻叶)药物等;同时预防性给予抗癫痫药物,并保持有效血药浓度;钙离子拮抗剂(尼莫地平等)。对于高血压患者应用降压药。

3.手术适应证 对无明显手术禁忌证的患者均可开颅手术夹闭动脉瘤。某些病例也可采用血管内介入治疗(详见后)。

颅内动脉瘤手术依据手术时间可分为"早期手术"(SAH后6～96h内)和"晚期手术"(SAH后10～14d以上)。在SAH后的4～10d(血管痉挛期)手术效果较差,不如早期或晚期手术效果好。

4.手术方式

(1)夹闭(切除)术:开颅手术中利用动脉瘤夹直接夹闭动脉瘤的颈部,使其与脑循环隔离,是最为理想的治疗方法。前循环和基底动脉顶端的动脉瘤,一般采用翼点入路,经侧裂暴露、夹闭动脉瘤。

(2)包裹或加固动脉瘤:对于无法夹闭的脑动脉瘤,可以考虑使用一定的材料加固动脉瘤壁,尽可能地阻止动脉瘤再出血的发生。目前临床常用的加固材料是自体肌肉,其他还包括棉花或棉布、可塑性树脂或其他多聚物、Teflon和纤维蛋白胶等。

(3)孤立术:通过手术(结扎或用动脉瘤夹闭塞)或结合球囊栓塞的方法有效阻断动脉瘤的近端和远端动脉,使其孤立。

(4)近端结扎:是指夹闭或结扎动脉瘤的输入动脉,是一种间接的手术方法。

分急性和慢性结扎两种。可能增加血栓栓塞和对侧动脉瘤形成的危险。仅作为直接手术的一种替代方法。

5.血管内栓塞治疗动脉瘤　通过微导管技术将一定的栓塞材料放置在颅内动脉瘤腔内，达到闭塞动脉瘤的目的。

(1)主要方法

①各种类型的可脱性弹簧圈：通过向动脉瘤腔内放置电解、水解可脱性铂金弹簧圈，闭塞动脉瘤囊腔，从而达到闭塞动脉瘤和防止动脉瘤破裂（或再破裂）出血的目的。对于宽颈动脉瘤可采用支架＋弹簧圈或球囊辅助技术（R-T 技术）来达到闭塞动脉瘤的目的。

②球囊：通过导管将球囊送入载瘤动脉来闭塞载瘤动脉，来孤立动脉瘤，使其血栓形成而达到治疗目的。

③非黏附性液体栓塞剂：适用于颈内动脉虹吸部巨大动脉瘤的治疗。

④带膜支架：适用于眼动脉起点近端颈内动脉动脉瘤。

(2)适应证：一般脑动脉前、后循环，尤其是后循环任何部位的动脉瘤均是血管内治疗的适应证，但对巨大动脉瘤其完全闭塞率较低。尤其适用于手术夹闭困难或夹闭失败的动脉瘤、老年患者或身体状况不能很好耐受手术者、宽颈的动脉瘤，复杂动脉瘤（如后循环动脉瘤、梭形动脉瘤和巨大动脉瘤等）、夹层动脉瘤及假性动脉瘤。

(3)并发症：术中动脉瘤破裂出血；材料脱落导致远端栓塞；血管痉挛；血栓形成；动脉瘤闭塞不全，术后动脉瘤可能再生、增大和再出血等。

6.术中及术后处理

(1)开颅前 30min 应用抗生素、激素和抗癫痫药物。手术后当日注意控制血压。防止脑血管痉挛及脑梗死，可应用尼莫地平等药物，一般用药 7～10d。

(2)手术后均应复查脑血管造影，确定动脉瘤夹闭情况。

(3)出院医嘱：一般出院休息 3 个月后门诊复查。手术前有癫痫发作的患者，术后服用抗癫痫药，监测血药浓度来指导用药。无癫痫发作 6～12 个月后，可逐渐减（停）药。

7.SAH 的治疗

(1)卧床休息：床头抬高 15°，减少外界刺激，限制探视，禁止噪声。

(2)神志和生命体征（包括心律）监测。

(3)24h 尿量监测：留置尿管的指征包括：Hunt-Hess 分级Ⅲ级和Ⅲ级以上（除外情况好的Ⅲ级患者）；可能有脑性耗盐（CSW）或抗利尿激素分泌不当（SIADH）

患者；血流动力学不稳定患者。

(4)昏迷或呼吸道不通畅的患者(如哮喘)应进行气管内插管或气管切开；同时监测血气分析，必要时给予呼吸机辅助通气。

(5)饮食：如果准备早期手术应禁食水；如果不考虑早期手术，对于清醒患者建议清淡饮食，而伴有意识障碍者早期可禁食，后期给予静脉营养或鼻饲饮食。

(6)预防深静脉血栓和肺梗死：可给予弹力袜等。

(7)补液。

(8)吸氧。

(9)血压和容量控制：应进行动脉压监测，必须避免血压过高以减少再出血的危险。但低血压会加重缺血，也应该避免。理想的血压控制水平仍存在争议。必须考虑到患者的基础血压水平，袖带测量收缩压 120～150mmHg 可作为临床的一个指导标准。应用血管扩张剂降低血压时，理论上可以增加未夹闭动脉瘤破裂的危险。对于不安全(未夹闭)的动脉瘤，轻度扩容和血液稀释，以及略微升高血压有助于防止或减少血管痉挛及脑性耗盐。对于夹闭的动脉瘤，可应用积极的扩容和提高血流动力的治疗(“3H”治疗)。

第二节　脑动静脉畸形

脑动静脉畸形(AVM)是脑血管畸形中的一个主要类型，其产生是由于胚胎期脑原始动脉及静脉并行，紧密相连，中间隔以两层血管内皮细胞。如两者之间发生瘘道，血液就直接从动脉流入静脉，形成血流短路，而引起脑血流动力学改变。显微镜下畸形组织呈一大堆较成熟的大小不等的血管结构，其间夹杂有硬化的脑组织。

一、诊断标准

1.临床表现

(1)头痛：多数患者主要症状为长期头痛，常为偏头痛样，但部位并不固定而且与病变的定位无关。当畸形出血时，头痛加剧，且伴有呕吐。

(2)癫痫：约 1/3 以上的患者以癫痫发作起病，多呈局限性抽搐。

(3)出血：可为蛛网膜下腔出血、脑内血肿、脑室内出血和硬脑膜下出血。常因体力活动、情绪激动等因素诱发，亦可无任何原因。表现为突发剧烈头痛、呕吐、意识障碍和脑膜刺激征。

(4)局限性神经功能障碍及智力减退:由于脑窃血现象,病变远端和邻近脑组织缺血,久之对侧肢体可出现进行性肌力减弱,并发生萎缩。在儿童期发病,病变大而累及脑组织广泛者可导致智力减退。

(5)颅内杂音:当畸形体积大、部位表浅时可听到。

2.临床分级　一般用 Spetzler 分级法分成 1～5 级,不能治疗的病变归类为 6 级。

3.辅助检查

(1)脑血管造影是本病确诊的主要手段。可以发现畸形血管团、扩张的供应动脉、扩张的引流静脉,可伴有动静脉瘘,可伴有动脉瘤与静脉瘤等。

(2)头部 CT、MRI 及 MRA 检查对了解有无出血、病变定位及病变与周围脑组织的关系有很大帮助。

(3)脑电图检查可表现为局限性慢波、棘-慢综合波等。

二、治疗原则

1.手术切除　根治性治疗方法,大多数的 AVM 需手术治疗。对于中、小型 AVM,显微手术治疗的风险较小,所以是首选的治疗方法。对于大型和巨大型 AVM,多主张采用血管内栓塞再手术的联合治疗方案。

2.血管内治疗　其治愈率日渐提高,对于大型与巨大型 AVM 常先采用血管内栓塞,使其血流变慢,体积变小后再手术,或立体定向放射治疗。在病变未完全消除或闭塞前,患者有再出血的危险。

3.立体定向放射治疗(γ 刀,X 刀)　适用于小的病灶(小于或等于 2.5～3cm)及深部 AVM,或手术与栓塞后对残余的 AVM 进行治疗。一般放射性治疗需要 1～2年后起效。在病变未完全消除或闭塞前,患者有再出血的危险。

4.联合治疗　即上述 3 种方法中任意 2 种方法或 3 种方法联合应用,适用于大或巨大深部的 AVM。

5.手术适应证

(1)单侧大脑半球血管畸形。

(2)反复出血的血管畸形。

(3)有顽固性癫痫或顽固性头痛。

(4)颅后窝血管畸形。

(5)栓塞后未完全闭塞的血管畸形。

(6)局限性神经功能障碍进行性发展。

6.手术前处理

(1)一般处理:避免过度用力及情绪激动,保持大便通畅。

(2)控制癫痫。

(3)预防动静脉畸形破裂出血。

(4)向患者和家属交待病情及可能出现的危险,交待目前该种疾病适合的治疗方法,手术治疗的危险,手术中可能出现的情况,手术后可能出现的合并症和后遗症,以及对患者生活及工作的影响。

(5)栓塞后未完全闭塞的血管畸形。

(6)局限性神经功能障碍进行性发展。

(7)无明显手术禁忌证者。

7.手术后处理

(1)对于巨大脑血管畸形手术后注意控制血压,防止正常灌注压突破(NPPB)的发生。

(2)手术后5~7d应复查脑血管造影,了解畸形血管治疗结果。

(3)出院医嘱:休息3个月后门诊复查,必要时随时就诊。

(4)抗癫痫药物

①手术前无癫痫发作的患者,术后仍建议预防性服用抗癫痫药3~6个月,然后建议逐渐减量至停药。

②手术前有癫痫发作或手术后出现癫痫发作的患者,至少术后用药6~12个月,如无癫痫发作再逐渐减量至停药,必要时监测血药浓度来指导用药。

第三节 巨大动静脉畸形

动静脉畸形血管团尺寸≥6cm的动静脉畸形属于巨大动静脉畸形(giant AVM)。巨大动静脉畸形血管丰富、血流量高,传统外科手术切除难度大,治疗术后并发症多。

手术切除巨大动静脉畸形仍有不可替代的作用,是终结出血风险、治愈巨大动静脉畸形确切和有效的方法。近年多数学者推荐手术切除、栓塞和放射治疗联合治疗巨大动静脉畸形,被认为可以降低治疗的并发症及死亡率。

巨大动静脉畸形自然病史尚不完全清楚。巨大动静脉畸形以癫痫和头痛为首发症状者常见,出血率相对较低。

巨大动静脉畸形的灌注压较低、引流静脉多,因而不易发生出血。

一、诊断标准

1.数字减影血管造影(DSA) 双侧颈动脉和椎动脉4支脑血管造影仍是明确颅内动脉和静脉血管解剖金标准,可以描述动、静脉畸形供血动脉和引流静脉形态学特征,以及是否合并动脉瘤。术前脑血管造影后栓塞供血动脉,为手术切除做准备。

颈外动脉或椎动脉硬脑膜分支供血的动静脉畸形需要行双侧颈外动脉造影。

2.三维CT脑血管造影(3D-CTA) 可与DSA相互补充,显示供血动脉数目、直径、走行方向,以及畸形血管团部位、尺寸、形态和引流静脉数量。

3.头部磁共振(MRI)和磁共振血管造影(MRA) MRI无创并能多层面成像,显示畸形血管和脑解剖学细节,测量病灶的尺寸。功能磁共振(fMRI)定位脑动静脉畸形毗邻功能区。

MRA显示病变血管结构,静脉引流形态,但不能描述血管团内伴发动脉瘤等局部细节。

二、治疗原则

1.手术前评价

(1)患者严重头痛、难治性癫痫或神经功能障碍都是手术治疗适应证。

(2)病变紧凑、边界清楚且未累及重要功能区。

(3)脑血管造影显示畸形血管团"紧",其中脑组织少,手术损伤脑组织少,反之如果畸形血管团"松散",病灶中脑组织多手术造成损伤大。

(4)病变累及范围极广,尤其丘脑、基底节、脑干等部位,术后造成重度残疾甚至死亡,此类病变一般不推荐直接行手术治疗。

(5)除非患者出现危及生命的颅内血肿,动静脉畸形应择期手术。未经脑血管造影急诊手术,应仅限于清除脑内血肿,待二期手术切除畸形血管。

2.手术治疗

(1)手术设备

①神经导航:手术前定位畸形血管团、主要供血动脉和引流静脉。剪开硬脑膜后确定畸形血管在脑皮层投影。功能磁共振导航可标明肢体运动和语言等重要脑功能区,降低手术造成神经功能损伤。

②手术中超声波监测辅助导航:确定畸形血管团、判断供血动脉并证实是否全切畸形血管团。

③自体血回收机：自体输血机是手术切除巨大动、静脉畸形不可缺少的设备。积极收集切除动静脉畸形时术野患者血液，经过自体输血机回吸收处理后，将红细胞重新给患者输回，可以减少输入异体血。

④电生理监测：皮层诱发电和脑干诱发电监测有利于手术切除畸形血管时保护脑皮层神经功能。

患者有癫痫史，手术中应用皮层脑电图监测确定癫痫灶位置，切除畸形血管后皮层癫痫灶烧灼处理。

⑤微型动脉瘤夹：巨大动静脉畸形的供血动脉和引流静脉多，由于血管内压力高，采用双极电凝很难阻断供血，应用微型动脉瘤夹夹闭细小动脉或静脉。

(2)麻醉：全麻。密切监控血压、凝血功能和颅内压变化，需要以下设备。

①放置各种监测管道和仪器。

②开放 2 条外周静脉，保证输液通畅。

③放置中心静脉导管，监测 CVP。

④动脉置管监测血压和取血化验。

⑤留置尿管监测尿量。

⑥必要时放置漂浮导管监测 PCWP 和心输出量，也可采用无创法测定心输出量。

⑦监测鼻咽温度。

⑧监测凝血功能。

⑨肾上腺皮质激素能提高患者应激能力，减轻脑水肿，手术中给予地塞米松 40mg 静脉滴注。

(3)输血

①控制性降低血压。平均动脉压降低 7.3～8kPa(55～60mmHg)，血管内张力降低可减少出血，术野清晰利于手术操作。

②补充新鲜冷冻血浆和血小板。回收浓缩红细胞和新鲜冷冻血浆的比例要达到 2∶1。血小板低于 50×10^9/L 时应输血小板。手术止血时给予新鲜冷冻血浆和血小板。

③合理应用促凝血药物。纤维蛋白原可以直接促进凝血功能，在手术切除畸形血管团后使用。

④自体血回收。将手术中和手术后创面流出的血液回收、滤过、清洗、浓缩等处理，然后将浓缩的红细胞回输给患者。失血量达 1000mL 可以进行血液回收。

下列情况禁忌术野血液回收：血液流出血管外超过 6h；流出的血被细菌或消

毒液污染；大量溶血。

术毕要给予速尿 20～40mg 脱水。术后 3d 内至少每天检查 2 次血常规和血气分析，必要时复查凝血功能，及时治疗处理情况。

(4)手术方法：栓塞是手术切除巨大动静脉畸形的辅助手段，手术切除畸形血管前栓塞部分畸形血管，或闭塞手术不易达到深部血管，从而减少动静脉畸形内部血流，巨大高流量动静脉畸形部分栓塞后可预防手术中发生正常灌注压突破。

①体位：头位抬高 15°有利于脑血液回流。

②切口设计：骨瓣一定要覆盖巨大动静脉畸形。头皮切口局部含 1/200 000 肾上腺素的盐水或局麻药浸润，患有高血压、心律失常或对肾上腺素禁忌者不用。

③神经导航或超声波引导下切除畸形血管团。采用术中栓塞、夹闭主要供血动脉，沿畸形血管团周围分离，最后结扎引流静脉。

④术前癫痫患者行术中皮层脑电监测(EcoA)，根据提示切除或电灼异常病灶。

(5)手术后治疗

①患者送入神经监护病房(NICU)，保持患者头高位。必要时可给予巴比妥类药物。

②预防术后 NPPB，保持收缩压控制于 90～100mmHg，维持 1～3d。

③术后使用甘露醇、地塞米松、苯巴比妥。

④抗癫痫治疗。手术前有癫痫发作，手术后继续抗癫痫治疗 3～6 个月，无癫痫发作可逐渐减药。手术前无癫痫发作，手术后抗癫痫治疗 1～3 个月，逐渐停用。

⑤术后 2d 复查头部 CT，术后 2 周复查脑血管造影(DSA)。

(6)手术并发症

①残存畸形血管：需要再次手术切除或放射治疗。

②手术后再出血：可能原因是残存血管畸形，如血肿比较大应手术清除。

第四节 烟雾病

烟雾病病因不明，以儿童发病多见。其病理解剖基础为大脑基底异常纤细的网状新生血管网形成，表现为颈内动脉末端进行性狭窄或闭塞，以及以广泛的颅内之间和颅内外之间的血管吻合为特征的脑血管病。

一、诊断标准

1.临床表现

(1)脑缺血:一般儿童以脑缺血表现常见,严重者可出现脑梗死,个别患者伴有癫痫、感觉障碍、智力迟钝和头痛。

(2)脑出血:成人多表现为脑室内出血、蛛网膜下腔出血、卒中样发作、癫痫发作和不自主动作。

2.辅助检查

(1)神经影像学检查

①全脑血管造影确诊需全脑血管造影。

②SPECT 或 ECT 了解脑缺血程度。

③头部 CT 和 MRI 了解全脑情况。

(2)脑电图。

(3)颈内动脉超声波检查。

3.实验室检查

血和脑脊液免疫球蛋白。

二、治疗原则

1.非手术治疗

(1)脑室内出血

①患者如意识不清,及时行脑室穿刺外引流。

②止血(6-氨基己酸等)、脱水等对症治疗。

(2)脑梗死的治疗主要是扩张血管和其他对症治疗。

2.手术治疗

(1)手术适应证:脑缺血临床症状明显,可以考虑手术治疗。

(2)治疗方法:有下述方法可供选择。

①脑—颞浅动脉贴敷术、脑—颞肌贴敷术、脑—硬脑膜动脉贴敷术(EDAS)、大网膜颅内移植术等。

②颞浅动脉与大脑中动脉吻合术。

③对于 ECT 检查有双额缺血的患者,可行双额钻孔、蛛网膜剥脱术。

④双侧颈内动脉外膜剥脱术。

(3)术后处理:贴敷术及血管吻合术的患者术后应用血管扩张药物。

3.出院医嘱 出院后需门诊长期随诊复查。6个月及12个月后复查脑血管造影或ECT。出院后继续应用扩张血管及神经营养药物。

第五节 海绵状血管畸形

海绵状血管畸形(CM)也称海绵状血管瘤，是一种边界清楚的良性血管性错构瘤。它由形状不规则、厚薄不一的窦状血管性腔道组成，占中枢神经系统血管畸形的5%～13%，尸检中占0.02%～0.13%。其多位于脑内，但不包含神经实质、大的供血动脉或大的引流静脉。大多数位于幕上，10%～23%位于颅后窝，多见于桥脑。通常直径约1～5cm。半数多发，可有出血、钙化或栓塞。偶见于脊髓。可分为两型：散发型和遗传型。后者的遗传方式是孟德尔常染色体显性方式，并有多种表现型。

一、诊断标准

1.临床表现

(1)癫痫发作：约占60%。

(2)进行性神经功能缺损：约占50%。

(3)颅内出血：约占20%，通常为脑实质内出血。此类病灶倾向于反复发作的少量出血，极少出现灾难性大出血。

(4)脑积水。

(5)无症状偶然发现。

2.辅助检查 脑内海绵状血管畸形的诊断主要依靠头部CT和MRI检查。DSA检查通常为阴性。

(1)头部CT：可清楚地显示病变的出血和钙化。可能遗漏很多小的病灶。

(2)头部MRI：对于本病的诊断具有特异性，在T_1和T_2像上病变呈类圆形混杂信号，MRI的T_2加权像是最敏感的，可见病变周边被一低信号环完全或不完全包绕(含铁血黄素沉积环)。若发现同样特点的多发病灶或患者存在家族史，则强烈支持该诊断。

有1个以上家庭成员有海绵状血管畸形患者的一级亲属，应做增强CT或MRI检查及适当的遗传咨询。

二、治疗原则

脑海绵状血管畸形的治疗方法主要分为保守治疗和手术治疗。

1.保守治疗 对于无症状、较小的海绵状血管畸形，可采取CT和MRI随访下保守治疗，包括药物控制癫痫发作等。

2.手术治疗 手术切除病变是根本的治疗方法，但治疗指征仍没有统一。微创手术治疗是目前手术治疗脑海绵状血管畸形的最佳选择。对于非功能区的表浅病变，如果病灶反复出血而逐渐增大或癫痫反复发作而药物控制不满意，可采取手术治疗。位于功能区和脑深部(如脑干)的病变，若术前已有神经功能障碍，可考虑手术治疗。未出血或偶然发现的病变，应根据病变的部位和大小权衡手术治疗是否会带来新的并发症或功能缺陷，然后再决定是否手术。

3.放射治疗(包括立体定向放射外科) 放射治疗对本病的效果仍存在争议，目前多数意见认为本病对放射治疗不敏感。

第六节 颈动脉—海绵窦瘘

颈动脉-海绵窦瘘(CCF)是常见的动静脉瘘之一，可分为外伤性(TCCF)和自发性(SCCF)两种。外科手术治疗效果不满意，血管内栓塞技术是目前的首选治疗方法。外伤性(包括医源性)：占颅脑外伤患者的0.2%，也见于经皮三叉神经根切断术。自发性：颈内动脉与海绵窦间直接沟通的高流量分流，常由于海绵窦内颈内动脉动脉瘤的破裂。

一、诊断标准

1.临床表现 其典型表现为单侧或双侧搏动性突眼、颅内杂音和球睑结膜充血水肿外翻、眼球运动障碍三联征，有时伴眼眶、眶后疼痛，视力下降，复视等，SAH少见。

2.辅助检查

(1)头部CT：对TCCF帮助较大，可发现突眼和相关外伤表现，如颅骨(颅底)骨折、颅面部损伤、颅眶损伤、血肿、脑挫伤等；注射对比剂后可见眼静脉增粗，海绵窦增强等。

(2)头部MRI：增强后可见引流静脉走行。

(3)脑血管造影：为最主要的检查方法。可借以显示瘘和脑循环的信息，为诊断和治疗提供参考。

①瘘口：大小、部位、单双侧等。

②脑循环状况：颈内动脉破裂，侧支循环吻合，是否伴有假性动脉瘤、脑盗血等。

③瘘的引流静脉及其走行。

二、治疗原则

1.一般原则　力争达到“闭塞瘘口、保留颈内动脉通畅、改变脑部循环、消除眼部症状”的最佳目的。目前国内外均选用血管内栓塞治疗，栓塞材料均首选可脱性球囊。

2.经动脉可脱性球囊栓塞术　用球囊闭塞海绵窦腔及瘘口，80%可达到既闭塞瘘，又保留颈内动脉通畅，而将瘘治愈。仅20%需要同时闭塞颈内动脉治疗瘘。

第七节　颈动脉粥样硬化

动脉粥样硬化是颈动脉狭窄或闭塞的主要原因。作为主要的脑供血动脉，颈动脉狭窄或闭塞可引起缺血性脑卒中，严重者还可导致死亡。颈动脉狭窄到一定程度便需要手术治疗切除硬化斑块，或行支架置入，扩张狭窄的血管，恢复动脉血流。

一、诊断标准

1.临床表现　动脉粥样硬化斑块可造成动脉管腔狭窄及脑动脉栓塞，从而引起脑缺血表现。根据脑缺血后脑损害的程度，其临床表现可分为两类：一类是由于轻度或短暂的供血不足引起暂时性神经功能缺失，但无明显脑梗死存在，临床上表现为短暂性脑缺血发作(TlA)；另一类缺血程度较重，持续时间较长，造成脑梗死，临床上表现为可逆性缺血性功能缺失(RIND)、进行性卒中(PS)和完全性卒中(CS)。

(1)颈动脉系统 TIA：病变对侧肢体常出现突然发作的麻木、感觉减退和感觉异常，上肢和(或)下肢无力，面肌麻痹(中枢性)或病变同侧单眼突发黑矇。如病变在优势半球常伴有语言障碍。症状在24h内完全消失。

(2)脑梗死

①可逆性缺血性神经功能缺失：发病似卒中，出现神经功能障碍较轻，24h以

后逐渐恢复，一般在1～3周内功能完全恢复，脑内可有小范围的梗死灶。

②进行性卒中：卒中症状逐渐发展，常于6h至数日内达高峰，脑内有梗死灶存在，脑血管造影常显示颈内动脉或大脑中动脉闭塞。

③完全性卒中：卒中症状发展迅速，在发病后数分钟至1h内达高峰，并且稳定而持续存在，其症状和体征随闭塞动脉的不同而异。

2.辅助检查　颈动脉狭窄或闭塞的诊断主要依靠颈部超声波检查、CTA、MRA、高分辨率MRI和动脉造影(DSA)。动脉造影属于创伤性检查，但仍是目前确定颈动脉狭窄的主要检查方法。通过辅助检查可以了解颈动脉狭窄的部位、程度，以及侧支循环的代偿情况。

二、治疗原则

1.保守治疗　包括扩血管、改善脑血流和脑代谢的药物治疗等。

2.外科手术治疗　颈动脉内膜剥脱术(CEA)是目前有效的治疗方法。

(1)CEA的手术指征：仍未统一，公认的主要如下。

①颈内动脉颅外段严重狭窄：对于症状性狭窄患者(TIA或卒中)，目前认为当狭窄大于50%时，CEA的疗效肯定；对于无症状患者来讲，当狭窄大于60%或动脉粥样硬化斑块不稳定时建议手术治疗。

②狭窄部位在下颌角以下，手术可及。

③完全闭塞24h以内，也可考虑手术；闭塞超过24～48h，已发生脑软化者，不宜手术。

(2)CEA麻醉：可分为全身麻醉和局部麻醉两种。

①全身麻醉其优点包括：全程气道控制和动脉二氧化碳浓度控制；巴比妥类药物提供脑保护。

术中调控血压，其缺点包括术中脑灌注监测：包括TCD、近红外分光镜、脑电图和体感诱发电位等技术的敏感性和特异性均较差，以至于缺乏准确的参数来决定分流技术的实施与否。异氟烷潜在的“偷盗”现象；脑保护所需要的高浓度异氟烷及术后恶心、呕吐等。心血管系统的反应也较常见，例如麻醉诱导的交感反应、气管插管、手术切口及拔管等均可导致冠脉循环和脑循环的损害。

②局部麻醉优点包括：术中脑灌注监测敏感性高；分流使用率减少；心血管系统并发症减少；ICU和住院天数减少；费用少；对于COPD患者可避免插管；避免“盲目”升高血压对心脏的有害作用等。

③其缺点包括：各种局麻技术的并发症；急诊手术中气道控制差；心肌缺血的

发生率高;术中对患者与医师间的相互合作及交流能力要求较高。

3.*颈动脉扩张支架成形术* 近年,颈动脉支架成形术(CAS)的临床应用日渐增多,其创伤小且疗效肯定,可达到手术不能到达的部位,如颈内动脉颅底段及虹吸部,其技术已越来越成熟,除支架的种类增多和新的支架不断问世外,还研制成了防止颈动脉斑块脱落而导致脑栓塞的保护伞。但大规模的前瞻性研究正在进行中,远期疗效有待进一步研究。

第五章　脊柱脊髓疾病

第一节　椎管肿瘤

一、椎管内肿瘤

（一）概述

椎管内肿瘤也称为脊髓肿瘤，主要来源于脊髓以及和脊髓相关的椎管内组织细胞，如终丝、神经根、硬脊膜、蛛网膜、血管以及椎管内脂肪组织等。椎管内肿瘤约占中枢神经系统肿瘤的15%。部分椎管内肿瘤是由身体其他部位原发肿瘤转移而来，大多位于硬脊膜外，侵犯脊髓少见。

【肿瘤分类】

按照解剖层次分为硬脊膜外、硬脊膜下以及脊髓髓内肿瘤；按照病理性质分为脊膜瘤、神经纤维瘤、星形细胞瘤、脊索瘤以及表皮样囊肿等；按照来源分为原发性、继发性和转移性肿瘤；按照在脊髓的节段分为上颈段、颈膨大、胸段、腰膨大以及马尾部肿瘤。

【临床表现】

由于椎管内空间有限，因而其临床症状及体征主要是由于肿瘤在椎管内刺激、压迫以及损坏脊髓和脊神经所致。椎管内肿瘤一般病程较长，进展缓慢。主要表现为进行性的感觉障碍、运动障碍以及自主神经系统症状等。

【临床诊断】

1.病史　应该详细询问患者病史，特别是感觉障碍、运动障碍、刺激性疼痛以及神经功能障碍等。椎管内肿瘤一般病程较长，而一些恶性肿瘤以及肿瘤囊性变或出血等可致症状急剧恶化。详细完善的病史资料对于椎管内肿瘤的诊断意义很大。

2.体格检查　由于肿瘤在椎管内节段和层次的不同，其引起的临床症状也不相同，因而严格的体格检查和临床体征的客观、科学分析对椎管内肿瘤的初步定位意义深远。

(1)髓内肿瘤和髓外肿瘤临床体征主要区别在于:前者症状主要是自上而下出现,相反后者主要为自下向上发展;前者有感觉分离,而根性疼痛不确切,而后者感觉分离少见但是较早出现根性疼痛。

(2)不同脊髓节段肿瘤的临床体征也不相同。

①高颈段($C_{1\sim4}$):枕颈部疼痛,有时伴有四肢痉挛性瘫痪,躯干及四肢的感觉障碍。有时还会出现呃逆、呕吐和呼吸困难,为肿瘤侵犯膈肌所致。

②颈膨大($C_5 \sim T_1$):早期出现上肢及肩背部疼痛,如果肿瘤侵犯并引起脊髓横贯性损害时,可出现上肢弛缓性瘫痪,下肢痉挛性瘫痪,以及病变以下节段的感觉障碍。有时还会出现霍纳综合征。

③腰段($T_{2\sim12}$):早期出现特征性腰腹部疼痛,呈束带样感觉。随着肿瘤的生长出现下肢的痉挛性瘫痪伴有感觉障碍,而上肢正常。

④腰膨大($L_1 \sim S_2$):早期出现腰及双下肢疼痛,随病程进展出现双下肢的弛缓性瘫痪,同时多伴有括约肌功能障碍。

⑤圆锥和马尾:圆锥肿瘤早期出现自主神经功能障碍,伴有相应部位感觉障碍;马尾肿瘤早期多出现剧烈的神经根性痛,有肌肉萎缩、感觉障碍等,而自主神经功能障碍出现较晚。

3.辅助检查　必要的检查是椎管内肿瘤确诊不可缺少的检查方法和诊断依据。传统临床应用的检查方法有腰椎穿刺、脑脊液动力学检查(Queckenstedt 试验)、X平片扫描、脊髓造影等,部分方法由于具有一定的创伤性和危险性,操作复杂以及对肿瘤分辨率差等关系,目前临床上作为椎管内肿瘤的诊断运用已经很少。而CT和MRI检查是目前运用较多的影像学检查手段。CT平扫对椎管肿瘤诊断意义不大,而其增强扫描可以显示某些肿瘤的范围、周边水肿情况等。目前对椎管内肿瘤临床诊断应用最广泛,也最具有价值的是MRI。MRI较CT能更加清楚地显示肿瘤及其周围结构,特别是MRI能够从水平、冠状以及矢状位显示肿瘤立体位置以及与周围组织的关系,对肿瘤的定位以及指导手术治疗具有不可替代的意义,而部分肿瘤在MRI的特定影像学表现也有助于肿瘤的定性诊断。

【治疗】

大部分椎管内肿瘤是良性肿瘤,外科手术是首选方法。明确诊断后尽早手术,大多数临床症状可以得到缓解,而且脊髓功能可以部分或全部恢复。而椎管内转移性肿瘤或恶性肿瘤在手术后应辅以放疗或化疗以巩固疗效。

1.手术适应证　临床诊断椎管内占位病变明确,且患者出现脊髓或相邻神经根功能影响者均应考虑手术治疗。

2.*手术禁忌证* 有严重或不可改善的心、肺、肝、肾等系统疾病，无法耐受手术者；手术野局部皮肤感染、溃疡或坏死者应积极局部处理后手术；椎管内转移瘤，其他系统已经出现明显临床症状者；椎管内多发肿瘤，应征得家属和患者同意后，选择主要病变手术，或分次手术。

3.*手术并发症* 脊髓损伤导致临床症状加重或出现相应节段新发症状；单根或很少几根神经根损伤多不会出现明显临床症状，但连续几根神经根损伤可能导致相应症状；术野局部神经根粘连导致感觉过敏或疼痛症状；术野血肿压迫脊髓症状；体位不当、释放脑脊液过多致颅压改变症状；术中渗血进入蛛网膜下腔出现头痛等症状；伤口愈合差，脑脊液漏以及感染等。

【预后】

随着神经外科显微技术的发展和运用，目前椎管内肿瘤手术切除已经不再困难，特别是髓内良性肿瘤，目前也首选手术治疗。术后患者出现局部疼痛、肢体功能缺失、椎体骨性结构不稳定等系列并发症，需要疼痛治疗中心、康复治疗中心以及骨科等多专业协助，因此椎管内肿瘤手术后并发症减少和提高生存质量是神经外科医生需要考虑的问题。

(二)髓外肿瘤

髓外肿瘤为中枢神经系统常见肿瘤之一，约占椎管内肿瘤的2/3，其中神经鞘瘤和脊膜瘤最常见，其次为终丝室管膜瘤，终丝室管膜瘤组织学应归属为髓内肿瘤，但临床多从解剖学角度将其归为髓外肿瘤。另外脊索瘤多位于骶尾部，椎管内转移瘤多位于髓外，很少部分侵犯脊髓。

【髓外常见肿瘤类型】

1.*神经鞘瘤* 神经鞘瘤约占髓外肿瘤的40%，是椎管内最常见的肿瘤。临床上神经鞘瘤包含施万细胞瘤和神经纤维瘤，均起源于施万细胞，但后者还包含有神经束细胞和成纤维细胞等成分。神经鞘瘤多位于脊髓神经根及其鞘膜，尤以神经后根多见，多在髓外硬脊膜内生长，部分沿神经根生长，突破硬脊膜呈哑铃状在硬脊膜内外生长，髓内神经鞘瘤罕见。肿瘤多处于脊髓侧面，而推挤压迫脊髓。绝大部分神经鞘瘤为良性肿瘤，很少部分为恶性神经鞘瘤，预后差。神经纤维瘤一般有完整的包膜，表面光滑，质地硬韧，与脊髓组织之间有明显的分界，常在神经一侧偏位生长，部分载瘤神经膨大，失去正常形态。

2.*脊膜瘤* 脊膜瘤是椎管内较常见的良性肿瘤之一，发生率仅次于神经鞘瘤，居第2位，约占椎管内肿瘤的25%左右。脊膜瘤主要起源于蛛网膜内皮细胞和间质，也可起源于硬脊膜的间质，故绝大多数脊膜瘤位于髓外，硬膜下间隙，少数位于硬膜外间隙，髓内罕见。多见于胸段椎管，其次为颈段和腰段。脊膜瘤以女性患病居多，可能因为内分泌激素对脊膜瘤的形成有影响。脊膜瘤多为单发，肿瘤形态外观大致可分为卵圆型和扁平型两类。而卵圆型又占绝大多数，常为实质性，也有钙化甚至骨化，质地较硬。肿瘤表面光滑，也可呈不规则结节状，基底常较宽，与硬脊膜多有粘连，而与蛛网膜粘连则较疏松。

3.*终丝室管膜瘤* 终丝室管膜瘤从神经外科手术解剖角度看属于髓外肿瘤，从其肿瘤组织病理来源看应归属于髓内肿瘤。终丝室管膜瘤与马尾神经鞘瘤发生率相当，占椎管内室管膜瘤的40%左右，多发生于终丝接近硬脊膜的部位。发病率男性多于女性，多为良性病变，但部分肿瘤生长具有侵袭性，特别是年轻患者。肿瘤大体呈不规则状，色微红，与周围组织有边界，镜下组织病理主要以黏液乳头型室管膜瘤常见。

4.*脊索瘤* 脊索瘤主要起源于胚胎脊索残余，颅内和椎管内均可发生，在椎管内好发于骶尾部。脊索瘤是骶尾部最常见的肿瘤，可位于骶骨中，将骶骨破坏后，向前侵入盆腔，向后侵入椎管，压迫脊髓。肿瘤椎骨外部分的四周常有纤维组织包裹，瘤组织质地常较脆软，有时呈胶冻样。

5.*椎管内转移瘤* 椎管内转移瘤多位于髓外，也有部分侵犯脊髓。主要经过动脉、静脉、蛛网膜下腔脑脊液、淋巴以及局部直接侵犯。主要原发病变有：肺癌、消化系统肿瘤、乳腺癌、前列腺癌以及淋巴系统恶性肿瘤等。由于椎管内转移瘤患者一般都已进入晚期，临床统计困难，一般都接受原发病治疗，以及全身放射治疗和化疗等。

【临床表现】

1.*病程* 除转移瘤外，椎管外肿瘤一般生长缓慢，很少部分肿瘤恶变或囊性变则病情可急剧恶化。多数患者在肿瘤生长很长一段时间后出现明显临床症状才就诊，部分患者病史可达数年。

2.*临床症状和体征* 椎管外肿瘤的临床症状和体征主要与病变节段位置，与脊髓、神经根粘连关系，生长速度等有关。表现为疼痛、感觉异常、运动障碍和括约肌功能紊乱几个方面。

(1)感觉异常、麻木和疼痛：早期仅有肢体麻木、沉重感和活动不灵活，特别是在脊膜瘤患者感觉异常早期更易出现，出现根性痛症状者较少见。而神经纤维瘤起源于脊髓的神经后根，故较早出现受累神经根分布区的放射性疼痛。而脊膜瘤起源于蛛网膜的帽状细胞，较少侵犯神经根，故根性痛少见。脊膜瘤患者脊髓半切综合征少见，因脊膜瘤和硬脊膜粘连紧密，瘤蒂较宽，对脊髓的压迫不定，常常位于脊髓的前方或后方，故较少出现脊髓半切综合征。而神经纤维瘤常发生于脊髓侧方，脊髓侧方易受压，故较常出现脊髓半切综合征。少数病例于跌倒后突然发病，外伤为发病诱因。

(2)运动障碍：从肌肉轻度乏力到完全瘫痪。部分患者来院时已有不同程度的行动困难，有部分病史较长患者已有肢体瘫痪。运动障碍出现的时间因肿瘤部位而异。圆锥或马尾部的肿瘤在晚期时才会出现明显的运动障碍，胸段的肿瘤由于该处椎管较狭窄而可在较早期就出现症状。

(3)括约肌功能紊乱：往往是晚期症状，实际上有明显大小便功能紊乱症状者往往表明脊髓部分或完全受压，其发生率远比运动障碍发生率为低。胸段和腰段肿瘤比较多见括约肌功能障碍，而颈段肿瘤出现较少。

【诊断】

仔细询问病史及出现的相关症状，对临床诊断有意义。此外，辅助检查尤为重要。目前常用的辅助检查包括脊柱平片、腰椎穿刺、脊髓造影，CT 和 MRI 检查。

1.*脊柱平片*　直接征象主要是有神经鞘瘤钙化斑阴影，很少见。间接征象是指肿瘤压迫椎管及其邻近骨质结构而产生的相应改变，包括椎弓破坏、椎弓根间距离加宽，甚至椎弓根破坏消失、椎体凹陷或椎间孔扩大等。由于脊柱平片的分辨率不能很好显示肿瘤，目前该方法多运用于术前肿瘤定位，而对肿瘤的病理定性意义较小。

2.*脑脊液动力学检查(Queckenstedt 试验)*　脑脊液动力学改变常早于相应的临床体征，脑脊液蛋白含量的增高和脑脊液循环梗阻大体是一致的，而且也都早于临床症状的出现。

3.*脊髓造影*　蛛网膜下腔完全梗阻率约占 95%以上，典型的呈杯口状充盈缺损，脊髓造影显示梗阻改变者比脑脊液动力试验出现梗阻的阴性率要高。而两者都远比脊髓受压的临床体征出现早而且阳性率高。

4.*CT 和 MRI*　随着 CT、MRI 的普及，脊髓造影在椎管外肿瘤的诊断使用已逐渐减少。特别是 MRI 检查能够从不同角度、视野确定肿瘤，对肿瘤做出准确定位，对部分肿瘤做出定性判断。

神经鞘瘤 CT 扫描可见肿瘤内有钙化，CT 增强扫描可有强化。神经鞘瘤在 MRI 矢状面与轴面上呈稍长 T_1 与长 T_2 影像。即在 T_1 加权像上呈髓外低信号瘤灶。肿瘤较大时常常同时累及数个神经根。脊髓受压变扁，甚至移位。蛛网膜下腔扩大，在质子加权图像上肿瘤信号增强，稍高于邻近的脊髓组织，特别是冠状面或横断面图像能够清晰观察到肿瘤经过神经孔穿出的走行和哑铃状肿瘤全貌。

脊膜瘤CT扫描多表现髓外膜内病变的特点，肿瘤多呈实质性病变，圆形或椭圆形，呈等密度或稍高密度，有时可见不规则钙化，增强扫描肿瘤有中度强化。MRI检查可以冠状位、矢状位及轴位扫描，对显示脊膜瘤的准确位置及全貌很有价值，T_1加权像呈等信号或稍低信号，T_2加权像呈高信号，当肿瘤出现囊变时，可见到高信号的囊变区域。增强扫描病灶呈均一强化，有时可见到“脊膜尾征”。

【手术治疗】

1.*手术原则*　椎管内髓外肿瘤的治疗以手术切除为原则，对于部分转移瘤患者可以考虑放化疗；随着现代神经外科显微技术的发展，只要患者能够耐受手术麻醉，排除严重心肺等不可控制基础疾病，椎管外肿瘤均应接受手术切。手术的关键是尽可能保存神经根和脊髓功能前提下尽可能全切肿瘤。一般椎管外肿瘤手术预后良好。手术一般采用俯卧位，这样可以减少脑脊液的流失。术前应准确定位肿瘤，根据肿瘤的位置、大小以及与脊髓神经根的关系设计手术方案。手术切除节段、椎板切开范围应根据肿瘤的大小而定，应能满足暴露肿瘤上下极为宜。切开硬脊膜前，椎管内硬脊膜外静脉丛应先行处理，避免术中渗血影响操作。切除肿瘤前取小片明胶海绵或脑棉贴敷肿瘤上下极，术毕应反复冲洗，减少术中出血渗入蛛网膜下腔。术后受侵蚀硬脊膜应予以切除修补并严密缝合。

2.*神经鞘瘤手术切除*　神经鞘瘤常与神经根粘连紧密，有时包裹神经根。手术时应沿肿瘤侧小心尽量分离神经根，部分神经根穿过肿瘤，可行囊内分块切除，尽可能保存神经根，部分神经根膨大破坏无法保留时，不必一味追求单根神经根的保存，可将载瘤神经与肿瘤一并切除。一般来说，切断2～3根胸段神经根不致有明显的功能障碍，但对于颈膨大和腰膨大部位的神经鞘瘤，如果损伤邻近的神经根则很容易造成相应功能障碍。神经鞘瘤可呈哑铃形生长，分椎管内部分和椎管外部分，椎间孔部为其狭窄部，手术应先切除椎管内部分，断离肿瘤以免切除椎管外部分时，由于牵拉或向椎间孔内剥离时容易造成脊髓损伤。位于颈段的神经鞘瘤，特别是当肿瘤长到一定大小，突出椎管较多时，手术操作过程中应避免损伤肿瘤前内方的椎动脉，椎动脉一般被推挤移位，如果行囊内分块切除可以避免椎动脉的损伤。术中应尽量保存蛛网膜的完整性，肿瘤切除后，应在显微镜下复位或缝合蛛网膜，可以减少粘连和脑脊液漏的发生。

3.*脊膜瘤手术切除*　脊膜瘤一般与相邻硬脊膜粘连紧密，手术关键在于避免牵拉损伤脊髓。切开硬膜显露肿瘤，探查其与脊髓、血管及神经根关系，一般脊膜瘤与脊髓和神经根很少紧密粘连。部分脊膜瘤血供较丰富，主要来源于硬脊膜，可先将肿瘤基底电灼处理。小的脊膜瘤处理基底后可以整块切除。部分脊膜瘤与脊髓粘连严重,先电凝肿瘤侧,再用显微剪等显微器械锐性分离,可减少对颈髓的牵拉和损伤,特别是较大脊膜瘤可分块切除。脊膜瘤的基底附着处硬脊膜应妥善处理,切除受累硬脊膜并用筋膜或人工补片修补,以减少复发。

(三)髓内肿瘤

脊髓髓内肿瘤为中枢神经系统常见肿瘤之一,约占椎管内肿瘤的1/3,其中室管膜细胞瘤、星形细胞瘤和血管网织细胞瘤最常见,其次还有海绵状血管瘤、脂肪瘤、神经鞘瘤、表皮样囊肿、皮样囊肿以及转移瘤等。脊髓髓内肿瘤呈节段分布,较多发生在颈段及胸段,其次为胸腰段。

【髓内常见肿瘤类型】

1.*室管膜瘤* 室管膜瘤是髓内最常见肿瘤,包括终丝室管膜瘤。后者从解剖角度看,临床多归属于髓外肿瘤。室管膜瘤多发生于成年人,性别差异不大。除终丝外,室管膜瘤多发生于颈段,主要起源于中央管成终丝室管膜。大体标本上,室管膜瘤与周围脊髓有潜在分界,有假包膜形成,肿瘤质地中等,肿瘤上下极多有脊髓中央管扩大;组织学上以细胞型室管膜瘤多见。

2.*星形细胞瘤* 星形细胞瘤在髓内仅次于室管膜瘤,约占中枢系统星形细胞瘤的3%,是儿童髓内最常见肿瘤。髓内星形细胞瘤多发生于颈段和颈胸段。大体标本上,星形细胞瘤和室管膜瘤相似,质地更坚韧,与周围脊髓分界欠清,部分肿瘤囊变,肿瘤合并脊髓空洞较室管膜瘤少见;组织学上以Ⅰ~Ⅱ级低度恶性原浆型星形细胞瘤多见,部分为恶性。

3.*血管网织细胞瘤* 血管网织细胞瘤也是髓内常见肿瘤之一,其为起源于血管的良性病变。可合并 Von Hippel-Lindau 综合征,常位于颈段,也可位于脊髓背侧。显微镜下观察可见病变与软脊膜关系密切,与脊髓有边界,有多根异常粗大动脉供血,引流静脉常怒张充盈,走行扭曲。不同于小脑网织细胞瘤,髓内病变少见典型囊变和结节。

4.*脂肪瘤* 脂肪瘤是一种先天性病变,髓内脂肪瘤多位于软脊膜下,是由于间质组织胚胎发育异常而引起,常有完整的软脊膜层包绕,在肿瘤组织间混杂有神经纤维,好发于脊髓圆锥。其边界清楚,但与正常脊髓组织粘连紧,或脂肪颗粒侵入其中,往往难与脊髓组织分离,且血供丰富,手术切除极易损伤脊髓和神经根,由于脂肪瘤生长缓慢,可考虑部分切除并开放脑脊液循环减压即可。

【临床表现】

1.*病程* 脊髓髓内肿瘤的病史时间相差很大,最短的只有半个月,最长者达数年以上，小儿平均病史为1年，而40岁以上者平均病史达5年之久。当有外伤、发热时可能会促使脊髓压迫症状加速发展，部分肿瘤出血卒中也可使病程加速。单纯从病史来说，不能鉴别脊髓内或脊髓外肿瘤。

2.临床症状和体征　髓内肿瘤的临床症状多不具有特异性，一般无明显的加速进展，临床确诊时多已有数年病史。疼痛往往为首发症状，约占3/5；运动障碍和感觉异常各约占1/5；括约肌功能紊乱少见。

感觉障碍包括疼痛、感觉异常以及麻木等。疼痛症状表现不同于神经根样放射痛，其疼痛强度也不如神经鞘瘤强烈，疼痛分布部位与肿瘤所处节段有关，一般定位于肿瘤水平。疼痛的原因可能与肿瘤脊髓丘脑束的纤维以及后角细胞受肿瘤压迫侵蚀有关，但往往不如神经鞘瘤所引起疼痛强烈。感觉减退和麻木往往不被患者注意或重视，直到出现运动受损才就诊。

运动障碍作为首发症状仅次于疼痛，临床很大部分患者只有出现运动功能受损表现才就诊，追问病史其实已有感觉障碍发生。解剖角度看髓内肿瘤主要影响上运动神经元，但临床部分运动障碍患者会出现肌肉萎缩，多考虑疼痛或瘫痪使运动减少导致失用性萎缩。

腰膨大和圆锥部位肿瘤可引起腰背部疼痛，早期出现括约肌功能受损致大小便功能障碍。

【诊断】

单纯依靠临床症状和体征无法辨别髓内和髓外肿瘤，需要借助一定的影像学检查手段。

以往传统X线平片、腰椎穿刺、脑脊液动力学试验、脑脊液蛋白定量以及脊髓造影等已不作为髓内肿瘤诊断的常规检查手段，目前临床最常选用的方法CT和MRI。特别是MRI可以确定肿瘤的部位、性质、大小、范围、边界、有无囊性变及空洞，为脊髓髓内肿瘤的手术提供了可靠的依据。

髓内肿瘤主要以室管膜瘤、星形细胞瘤和血管网状细胞瘤多见。室管膜瘤和星形细胞瘤在MRI上显示一段脊髓不规则增粗，与正常脊髓节段之间分界不清，T_1加权像呈等信号，T_2加权像呈高信号，信号多不均。增强扫描，可见不同程度的不规则增强。室管膜瘤上下极多合并脊髓中央管扩大，为脊髓空洞或囊变样表现。血管网织细胞瘤MRI检查可见血管流空影，为其特征性表现。

【手术治疗】

长期以来由于对手术造成脊髓损伤加重的顾忌，髓内肿瘤一度视为神经外科手术禁区，仅作姑息性椎板切除减压术或肿瘤标本活检术。随着现代影像诊断显微技术和神经外科显微操作技术的不断发展，手术切除髓内肿瘤取得了很大进展，手术疗效显著提高。目前，临床神经外科医师共识认为：除部分高级别恶性肿瘤外，髓内肿瘤均宜积极手术切除。

髓内肿瘤手术切除的关键是术中对脊髓的保护。术前必须仔细研究影像学的相关资料，准确定位，对肿瘤和脊髓的关系、肿瘤浸润生长以及恶性程度等作出初步判定，制定明确的手术设计方案。其硬脊膜外操作基本参考椎管外肿瘤手术步骤，考虑脊髓的骚扰和损伤，术中和术后可考虑适当使用皮质激素，以减轻脊髓损伤反应。脊髓的切开应沿脊髓后正中线进行，范围与肿瘤适应。操作技巧应充分利用肿瘤上下极脊髓空洞间隙，周围水肿带以及通过颜色、质地等辨别肿瘤和正常脊髓。小的病灶可沿边界切除，对于大的病灶需分块切除，利用超声吸引刀可减少机械牵拉损伤。怀疑恶性程度高的病变，可取活检术中快速病检，证实为恶性者可考虑部分切除。

（四）椎管内先天性肿瘤

这类病变主要指胚胎发育过程中，不同胚层细胞在椎管内异常残留所形成的瘤样病变，在椎管内相对少见。主要包括表皮样囊肿、皮样囊肿、脂肪瘤、肠源性囊肿、蛛网膜囊肿以及畸胎瘤等。

1.*表皮样囊肿、皮样囊肿和畸胎瘤* 表皮样囊肿和皮样囊肿主要来自外胚层组织，后者除含有表皮和角化物外，还有真皮及皮肤附件，如汗腺、毛囊等成分。畸胎瘤来自 3 个胚层组织。多好发于脊髓下胸段、腰段、圆锥以及马尾。由于其病变位置低，临床多引起局部、下肢疼痛，感觉障碍，反射异常以及括约肌功能障碍。同时还可能并发脊髓拴系，引起相应症状，有时合并脊柱裂等先天发育异常。诊断主要依靠 CT 和 MRI，如果有脊髓压迫症状，手术治疗多能取得很好疗效。

2.*肠源性囊肿* 肠源性囊肿主要来源于内胚层组织，临床少见。患者可合并椎管畸形和肠管畸形。多位于上胸段，CT 和 MRI 有助于诊断，手术切除效果良好，但须注意合并其他畸形的处理。

3.*蛛网膜囊肿* 蛛网膜囊肿主要起源于脊髓蛛网膜。此类病变可累及脊髓或位于髓外，CT 和 MRI 有类似颅内蛛网膜囊肿的特征表现，如有临床脊髓炎迫症状，其治疗主要也是手术切除。

二、儿童常见椎管肿瘤

（一）概述

儿童椎管内肿瘤约占儿童中枢神经系统肿瘤的 4%～10%，肿瘤绝大多数起源于胚胎残余组织和脊髓、终丝、神经根及脊膜的细胞成分，与成人相比在病理、临床表现和手术治疗等方面都有其自身的特点。

儿童最常见的椎管内肿瘤是胚胎残余组织肿瘤，此外起源于原始神经嵴细胞的神经母细胞瘤、转移性非霍奇金淋巴瘤、尤文肉瘤等也较多见，而神经鞘瘤、脊膜瘤等成人多发肿瘤在儿童则相对少见。

【肿瘤发病率及组织学类型】

国外报道儿童椎管内肿瘤约占同期收治的神经系统肿瘤的20%，国内天坛医院报道的15岁以下椎管内肿瘤与同期儿童颅内肿瘤的比例约为1∶9。其中以胚胎残余组织肿瘤为多见，包括表皮样囊肿、皮样囊肿、畸胎瘤、脂肪瘤、肠源性囊肿等。其次为神经胶质瘤(包括星形细胞瘤、室管膜瘤)、神经鞘瘤、神经纤维瘤等。

【肿瘤部位】

根据肿瘤的解剖定位，儿童椎管内肿瘤分为髓外(硬膜外、硬膜下)肿瘤和髓内肿瘤。不同脊椎节段的发病率由高到低依次为胸段、腰段、颈段、胸腰段、腰骶段、颈胸段和骶尾段。

【临床表现】

儿童椎管内肿瘤的临床表现缺乏特异性，尤其婴幼儿受语言表达限制不能描述症状，早期的神经系统损害表现常被忽视，且肿瘤又可合并炎症、畸形等其他疾病，故临床容易误诊、漏诊。其临床特点是：

(1)运动系统的损害是儿童椎管内肿瘤最常见的首发症状，常以肢体无力或经常摔倒就诊。婴儿期运动障碍不易发现，幼儿期会行走以后常表现为步态变化、行走功能的退步等征象。

(2)神经根痛、皮肤感觉障碍等症状在婴幼儿很难表述清楚，常表现为无诱因无规律的哭闹、用手搔抓局部皮肤、屈曲下肢不愿活动等。

(3)自主神经功能障碍引起的排便功能障碍较多见，表现为尿频、排尿无力、尿潴留、大便次数增多或便秘等。还可表现为排汗及血管舒缩异常，出现皮肤干燥、皮温低、皮肤苍白等，颈段损害可出现霍纳(Horner)综合征。

(4)儿童椎管内肿瘤易并发其他畸形如脊柱侧弯和后凸、皮毛窦、局部脂肪增厚等。儿童还可以表现为由颅内压增高引起的头痛，其机制大多为脑脊液蛋白增高所致的脑脊液吸收障碍。

【影像学检查】

1.脊柱X线平片　用于门诊筛查，侧位片可见椎体破坏、椎体边缘压迹等骨质改变，斜位片可见局部椎间孔扩大。

2.脊柱CT 可见椎体后缘压迹、椎体骨质破坏、椎管增宽等改变，少数可见肿瘤的钙化，三维成像CT可全面了解脊椎骨质改变。

3.脊柱磁共振成像(MRI) MRI是椎管内肿瘤的确诊手段，可了解肿瘤大小、部位，与脊髓或马尾的关系。增强扫描可了解肿瘤血供。

【诊断和鉴别诊断】

根据临床表现如不明原因的颈部或腰背部疼痛、四肢或双下肢肌力下降、脊柱压痛等症状体征，应疑诊椎管内肿瘤，脊柱X线平片及CT检查是重要的辅助手段，MRI可明确诊断。

儿童椎管内肿瘤需与脊膜膨出、脊髓脊膜膨出、脊髓拴系、隐匿性脊髓损伤、脊髓炎等疾病鉴别。脊膜膨出和脊髓脊膜膨出、脊髓拴系为先天性畸形，出生时即有背侧体表中线包块或皮肤异常，生长中渐出现神经功能障碍；隐匿性脊髓损伤仔细追问病史可有极度后仰动作、腰背部硬物击打、车祸等病因；脊髓炎(急性横贯性脊髓炎、脊髓灰质炎)可有发热等感染表现。

【治疗】

显微切除手术是儿童椎管内肿瘤最有效的治疗方法。早期诊断和及时手术是神经功能恢复的重要保证。手术切除肿瘤或减小肿瘤组织的体积可解除或减轻对脊髓和神经根的压迫，缓解疼痛，恢复受损的神经系统功能，并能明确组织学诊断。术中在解除脊髓压迫的前提下，应尽可能地切除肿瘤。手术应在显微镜下操作，神经电生理监测是髓内肿瘤手术的必备条件，可以为髓内肿瘤手术提供安全保证，同时对评价术后的脊髓功能起到一定的作用。

【预后】

影响患儿预后的因素包括：肿瘤的切除程度及病理类型、脊髓功能的损害程度等。由于儿童椎管内肿瘤以胚胎残余肿瘤和胶质瘤较多见，手术往往不能完全根治，故手术远期效果较成人差。

(二)髓外肿瘤

【概述】

儿童髓外肿瘤包括硬膜外肿瘤和硬膜下肿瘤。硬膜外肿瘤在儿童椎管内肿瘤中发病率较低，国内统计约占10%。肿瘤可以起源于脊椎骨、椎管内神经、椎旁结构和原发肿瘤的转移等，临床表现多为进行性加重的肢体运动功能和括约肌功能障碍。良性肿瘤可通过手术切除而痊愈，且神经功能常可以改善。恶性肿瘤如果不能全切除，则行近全或大部切除，术后的放疗、化疗有一定的辅助治疗作用。儿童硬脊膜外肿瘤包括硬膜外间隙肿瘤、脊椎骨肿瘤侵犯硬膜外间隙、椎旁肿瘤侵犯硬膜外间隙等几类，以后两者多见。硬膜外间隙肿瘤多为淋巴瘤、白血病、转移性肿瘤；脊椎骨肿瘤侵犯硬膜外间隙常见的是尤文肉瘤、骨肉瘤、骨母细胞瘤、软骨母细胞瘤、动脉瘤样骨囊肿等；椎旁肿瘤侵犯硬膜外间隙多为神经母细胞瘤、神经节母细胞瘤、神经节细胞瘤。髓外硬脊膜下肿瘤约占儿童椎管内肿瘤的30%～40%，多为良性肿瘤，生长缓慢，常通过神经孔穿出椎管外形成“哑铃形肿瘤”，造成对神经根的压迫。儿童髓外硬脊膜下肿瘤常见的有沿脑脊液播散的肿瘤（髓母细胞瘤、生殖细胞瘤、室管膜瘤、脉络丛乳头状瘤、松果体瘤）、神经鞘瘤（Schwann细胞瘤、神经纤维瘤）、脊膜瘤等，其他如先天性肿瘤如表皮样囊肿、皮样囊肿、畸胎瘤、脂肪瘤和肠源性囊肿等也较多见。

【临床表现】

髓外肿瘤的症状和体征取决于肿瘤所在部位、生长速度、脊髓受压程度和周围骨质受侵的范围。症状可缓慢进展，也可以突然加重，数天内出现严重的神经功能障碍。

1.*疼痛*　以颈部或腰背部疼痛常见，肿瘤累及骶髓段或神经根可出现臀部或会阴部的不适或疼痛，查体时在病变节段可以有压痛。单纯的硬膜下肿瘤还可出现束带感和放射性根痛，这是由于哑铃状肿瘤通过椎间孔穿出椎管外，在狭窄的椎间孔内挤压神经根产生疼痛，常伴有肌无力、肌肉萎缩。

2.*运动功能障碍*　快速生长的硬膜外恶性肿瘤可在疼痛发生几天或几周内出现迅速加重的肢体无力、瘫痪，有时与横贯性脊髓炎症状相似。脊髓圆锥、马尾神经受累，表现为不对称的弛缓性瘫痪。缓慢生长的肿瘤则表现为患儿运动能力发育的迟滞或倒退。硬膜下肿瘤造成的肌无力多从肢体远端开始，如腕、踝、掌指、掌趾关节等，逐渐向近端发展。

3.*感觉功能障碍*　髓外肿瘤一般造成从远端开始逐渐向近端发展的针刺感、麻木感，患儿有主观感觉异常，而检查无特殊发现，圆锥、马尾部病变的典型表现为肛门和会阴部皮肤呈现鞍区麻木。

4.*括约肌功能紊乱*　括约肌功能受损往往是晚期症状，表明脊髓部分或完全受压。表现为小便、大便失禁或排便困难（如便秘和尿潴留），可伴有反复发生的尿路感染。

5.*其他*　国外报道约25%的儿童硬脊膜外肿瘤有轻至中度的脊柱侧凸和脊柱后凸，两者在肿瘤或手术（如椎板切开术）造成骨质及椎间关节的破坏时更为常见；交通性脑积水也偶有伴发，机制可能是肿瘤增加脑脊液蛋白，使蛛网膜颗粒闭塞，脑脊液吸收减慢；椎管内皮样囊肿合并感染时可引发反复发作的脑膜炎。

【影像学检查】

1.脊柱 CT、X 线平片 X 线平片和 CT 骨窗像是大多数椎管内肿瘤患者的基本检查,可初步确定有无椎骨破坏以及椎弓根变扁,有无脊柱侧凸、后凸等改变。

2.脊柱 MRI 磁共振成像(MRI)是确诊椎管内肿瘤的最佳检查手段。MRI 能清晰显示肿瘤的范围、性状,并可以显示邻近的软组织、血管及肿瘤与其他组织的分界面,有助于设计手术方案。

硬膜外肿瘤根据性质不同可在 MRI 上呈现等信号或高信号影,多沿硬脊膜匍匐性生长。硬膜下肿瘤则大多数在 T_1 加权像表现为等信号或略低信号,在 T_2 加权像上呈高信号影。增强扫描可以提高 MRI 的敏感度,特别有利于发现小肿瘤。

沿脑脊液播散的硬膜下肿瘤在 MRI 上表现为脊髓、神经根表面斑块状或结节状病灶,局限或弥漫,强化明显,发生于马尾的结节状病灶呈“溜溜球征”;神经鞘瘤中 Schwann 细胞瘤的 MRI 特点:边界清楚,有包膜,等或长 T_1 长 T_2 信号,均匀或不均匀明显强化,跨椎间孔生长。神经纤维瘤的 MRI 特点:等长 T_1 长 T_2 信号,均匀明显强化,边界不清,可蔓延至椎管外呈哑铃形,单发或多发,可见多神经根受累的“串珠征”。脊膜瘤的 MRI 特点是髓外硬膜下圆形或卵圆形肿块,单发或多发,边界清楚,少数可有钙化,增强后不同程度均匀强化,邻近硬膜的强化称为“硬脊膜尾征”是诊断脊膜瘤的特征表现。硬膜下脂肪瘤的 MRI 特点为条片状或不规则状,短 T_1 长 T_2 信号影。

【治疗】

1.手术 硬膜外肿瘤应根据肿瘤的部位及突出椎管外的程度和方向决定手术入路。侧后方的病变采取椎板切开及横突切除;腹侧肿瘤采取前方或前侧方入路;腰部病变采取腹膜后入路;胸部采取经胸入路;哑铃形肿瘤需采取联合入路。根据肿瘤的位置、手术的危险性及康复的可能性可个体化地设计手术方案,包括选择部分切还是近全切除,但神经根和脊髓的充分减压才会获得神经功能的有效恢复。

硬膜下肿瘤以良性居多,包膜完整,手术全切率高,效果良好。一旦确诊,即应积极手术。手术目的是解除肿瘤对脊髓的压迫,术中要考虑到维持脊柱稳定性的问题。手术多采用后方入路,切开椎板时尽量保留小关节突防止脊柱变形。原则上采取肿瘤及其载瘤神经一并切除以防止复发,避免损伤其他邻近的神经根。对于“哑铃形肿瘤”常采用联合的前侧方入路,先切除椎间孔的狭窄部,避免切除椎管外部分时伤及脊髓。切除脊膜瘤时先游离肿瘤基底,将其与脊髓完全分离,再连同基底部脊膜一并切除以减少肿瘤复发的可能性。先天性肿瘤手术时应清除囊肿内容物,尽可能切除囊肿壁,但对与脊髓或神经根粘连过紧的部分囊壁不宜勉强全切除，以免损伤神经组织。术中应尽可能地限制椎板切开的范围，保护椎间关节的完整性，肿瘤切除术后椎板复位可有效防止椎板切除术后的畸形，并对脊柱的稳定起重要的作用。术后支具固定也可有效地降低脊柱前凸、后凸的发生率。

2.放疗、化疗　国外研究表明，对于硬膜外肿瘤中的小细胞恶性肿瘤，药物治疗和椎板减压对于神经功能的改善没有明显的区别，尤其是对于存在运动功能障碍的儿童，放疗、化疗都能够较快地改善神经功能而不需椎板切开减压。但对于神经功能快速恶化或运动功能完全缺失的儿童，积极手术减压是首选治疗方式。髓外硬膜下肿瘤大多良性，如脊膜瘤、神经鞘瘤和皮样囊肿等均对放疗不敏感，且肿瘤无论是否全切，术后皆不需放疗。

【预后】

硬膜外肿瘤多为转移性恶性肿瘤，手术不能全切，预后差，常需要辅助放疗和化疗，肿瘤易复发。硬膜下肿瘤的手术治疗效果较好，运动和感觉功能障碍常在术后逐渐改善，膀胱功能的恢复更为明显，手术造成的神经副损伤发生率低。除哑铃形神经鞘瘤外，脊膜瘤和神经鞘瘤全切除后很少复发，而上皮样囊肿或皮样囊肿因囊壁与脊髓或马尾神经根常粘连较紧，手术很难剥除干净，术后较易复发。

（三）髓内肿瘤

【概述】

儿童髓内肿瘤发病率为4～10/千万，约占儿童椎管内肿瘤的35%～40%，以低级别星形细胞瘤、神经节胶质瘤和室管膜瘤多见。好发于颈段和胸段，多以肢体无力和神经根痛为首发症状。显微手术切除肿瘤仍是目前最有效的治疗方法，手术不仅可以获得确定的病理学诊断，为术后放疗提供依据，还能解除肿瘤对脊髓的压迫和侵扰，保护或改善神经功能。

【病理学】

最常见的儿童髓内肿瘤是星形细胞瘤。85%～90%为低级别胶质瘤（Ⅰ～Ⅱ级），常表现为髓内囊实性病灶；神经节细胞胶质瘤由神经节细胞和神经胶质成分混合组成，神经胶质成分通常是星形细胞，肿瘤的神经元以大细胞和相对成熟为特点，与星形细胞瘤相似的是肿瘤亦没有明确的边界；室管膜瘤约占小儿髓内肿瘤的10%，多起源于脊髓中央管的室管膜细胞，肿瘤与周边的脊髓组织有明显的分界；髓内血管网状细胞瘤较少见，是起源于血管内皮细胞的良性脊髓内肿瘤，界限清楚，无完整包膜，肿瘤实体内有丰富的扩张充血的毛细血管或海绵状血管网；髓内脂肪瘤亦少见，多位于胸段，组织学上与正常脂肪组织相似，肿瘤生长缓慢。

【临床表现】

儿童髓内肿瘤诊断较为困难,因肿瘤多为良性,生长缓慢,从而病程早期临床症状少且隐匿。

1.*运动、感觉功能障碍* 儿童髓内肿瘤常以运动功能下降为首发症状,如肢体无力、步态变化、运动功能发育迟滞甚至倒退,查体可发现病理征阳性,年长儿可出现肢体肌萎缩。感觉障碍表现为痛觉、触觉、温度觉减退,该症状受语言表达和儿童查体不合作限制同样具有隐匿性,感觉障碍平面与脊髓肿瘤所在部位相关。

2.*疼痛* 脊髓受压常造成疼痛,婴幼儿表现为无原因哭闹、用手搔抓局部皮肤,学龄前期及学龄前儿童可描述症状。部分患儿表现为强迫体位如颈部歪斜、腰背部屈曲受限等。

3.*括约肌功能障碍* 常见为患儿尿频、排尿无力、尿潴留和尿失禁,大便次数增多或便秘。

【影像学检查】

X片和CT可显示椎管内肿瘤引起的椎体改变,CT在横断面上可了解脊髓受压的程度。磁共振成像(MRI)是目前判断脊髓病变的确诊性检查。结合T_1和T_2加权像扫描的轴位和矢状位很容易识别髓内肿瘤并精确定位。增强扫描可以确定诊断并显示肿瘤的囊实性成分及瘤周的水肿带。

星形细胞瘤的MR1影像表现多样化,常见脊髓不均匀增粗,肿瘤边界不明显,可延及数个节段,增强扫描呈不均匀强化;室管膜瘤边界清楚,增强扫描均匀强化,常伴有囊性变,并常伴有肿瘤两端的脊髓空洞样改变;血管网状细胞瘤、脂肪瘤均有明显的边界,部位局限,前者均匀强化,后者强化不明显。

【治疗】

1.*治疗原则* 近年来随着神经显微手术技术的发展及超声吸引、神经电生理监测等神经外科辅助技术的应用,儿童髓内肿瘤的治疗原则更趋向于积极手术,尤其是大多数的髓内肿瘤组织学上为低级别星形细胞瘤、室管膜瘤和胚胎残余组织肿瘤等良性肿瘤,积极手术切除和尽可能地减少正常脊髓的损伤多能够获得满意疗效。

2.*手术方法* 儿童脊髓内肿瘤采用显微手术切除是最基本和最有效的治疗方法。一般在打开椎管后采用显微镜下操作,在肿瘤最表浅的部位纵行切开脊髓组织显露肿瘤,尽量避免在后正中线处切开脊髓,以免损伤脊髓后正中动脉。暴露肿瘤后术中取样行冰冻切片病检以明确肿瘤的病理类型,便于确定切除范围。对于高度恶性的肿瘤如恶性胶质瘤,手术应趋于保守,仅行瘤内部分切除硬脊膜减张缝合即可，以免过多切除损伤神经功能，术后尽快予以放疗。良性肿瘤力争全切，但低级别星形细胞瘤与正常脊髓间没有明确的分界，难以完全切除而不加重脊髓的损伤，因此不要勉强全切，以免造成不必要的神经功能损害。室管膜瘤与正常脊髓之间有明确的分界面，且供血多不丰富，一般沿肿瘤与瘤周胶质增生带之间切除肿瘤大多能够全切除，不会造成脊髓组织损伤；血管网状细胞瘤采取双极电凝微弱功率电灼肿瘤囊壁使其回缩体积变小，并逐一处理供血血管，多数可以完整切除。如分块切除则易出现难以控制的大出血，盲目使用双极电凝止血更容易加重对正常脊髓组织的损伤。

髓内肿瘤术中应注意保护脊髓组织和神经表面的血管，以免破坏脊髓和神经的血供，同时应尽量减少牵拉、压迫脊髓。术中神经电生理检测是脊髓肿瘤手术必备条件，运动诱发电位(MEPs)能很好地反映皮质脊髓束的功能状态，为手术的安全提供了保证，同时对评价手术预后起到一定的作用。

3.手术预后　髓内肿瘤术后瘫痪的发生率与术前运动功能状态有关，术前没有或仅有轻度神经功能障碍的患儿，术后出现严重并发症的可能性小，而术后病检为恶性肿瘤的儿童术前几乎都存在明显的运动神经功能障碍。由于术前的神经功能状态与手术后的结果密切相关，所以儿童髓内肿瘤在发展为严重的神经功能缺失前尽早手术是必要的。国外报道儿童脊髓肿瘤术后普遍存在短期的神经系统功能障碍加重，但在数周内可以消失。术后6个月时，约60%患儿的神经功能级别恢复正常，16%的患儿功能有所改善。术前有严重神经功能障碍的患儿术后几乎没有任何改善，说明早期诊断和治疗是十分必要的。

(四)椎管内胚胎残余组织肿瘤

【概述】

儿童椎管内胚胎残余组织肿瘤约占椎管内肿瘤的15%，由胚胎发育期残存的胚层细胞异位发展而成。根据组织结构不同可分为表皮样囊肿、皮样囊肿、畸胎瘤、脂肪瘤、肠源性囊肿。

【表皮样囊肿、皮样囊肿、畸胎瘤】

表皮样囊肿和皮样囊肿的来源多为皮毛窦内口，由其起源的表皮外胚层伸展到与其相应的神经外胚层某一节段并终止于椎管内，其末端扩张，脱落的上皮和胆固醇结晶构成了囊内干酪样物，形成表皮样囊肿。若其内容物中除表皮及其脱屑外，还存在真皮及皮肤附件如汗腺、皮脂腺和毛囊等即为皮样囊肿。由于表皮通过窦道与椎管内相通，即构成了感染的基础。这两种病变都最常见于腰骶段，偶见于胸段。皮样囊肿好发于中线，而表皮样囊肿好发于两侧。表皮样囊肿和皮样囊肿很少孤立存在，常与其他先天性病变如皮肤异常(脂肪垫、皮毛窦等)、双干脊髓或脊髓纵裂、脊髓低位和脊髓拴系等并存。畸胎瘤起源于胚胎早期多极胚芽细胞，含有3个胚层组织，是3个胚层衍化的器官样组织结构构成的肿瘤，也有人认为它是一种胚胎发育不良所致的病变。外胚层为鳞状上皮和神经组织，中胚层常见的为骨、软组织、平滑肌、纤维和脂肪组织，而内胚层常见的为消化道和呼吸道上皮及黏液腺和其他各种腺体。

1.病理　肿瘤大小不一，瘤体大多为圆形、椭圆形，有完整包膜，呈膨胀性生长。表皮样囊肿一般外表光滑，囊壁内层呈角化的鳞状上皮，囊腔内充满白色角化物，故又称珍珠瘤、胆脂瘤，其外层为少量纤维结缔组织，较薄，与周围组织粘连较轻；皮样囊肿壁较厚，囊腔内层为皮肤组织，除了表皮外，还存在真皮层，可见到毛囊、皮脂腺和汗腺结构，腔内充满灰黄色豆渣样物，可有毛发，囊壁外层为增生的纤维结缔组织，可伴皮肤瘘管。皮样囊肿内容物溢出会引起无菌性或感染性脑膜炎，若多次反复发作，囊壁与周围神经组织形成不同程度的粘连。

畸胎瘤是由3个胚层演化的脏器组织结构构成的肿瘤，其界限清楚，但常与周围组织紧密粘连，瘤体内可有坏死，伴发感染。畸胎瘤分为成熟型、未成熟型和畸胎瘤恶变3个亚型，椎管内的畸胎瘤以成熟型多见。肿瘤多数位于髓外硬膜下，少数发生于硬脊膜外。可包裹整个马尾或脊髓并与之粘连。瘤体可发生囊变，瘤组织的某一部分可以发生恶变如上皮成分的癌变，间叶组织的肉瘤变。未成熟型多数伴脊膜膨出和脊髓纵裂等先天发育畸形。

2.临床表现　椎管内表皮样囊肿、皮样囊肿和畸胎瘤的临床表现无明显特异性，具有椎管内其他肿瘤共有的症状和体征。其自身的特点为：①发病年龄较小，病程长，症状常间歇性出现；②最常见症状为疼痛，以腰腿疼痛较多，疼痛常呈钝痛或剧烈神经根痛，屈曲且伸直下肢时可引起疼痛加重；③尿失禁或(和)便秘亦较常见；④肢体运动障碍不明显；⑤合并皮毛窦时，临床多有反复渗液、感染的病史，常可引发中枢神经系统感染反复发作；⑥常并发其他畸形如马蹄内翻足等。

3.影像学检查　脊柱X线平片能显示椎管管腔的改变以及隐性脊柱裂或脊柱弯曲畸形，多用于门诊筛查。脊柱CT和MRI检查对本病有定位甚至定性诊断的作用，其中MRI是最佳确诊方法。

皮样囊肿和表皮样囊肿的MRI检查可见椎管内局灶性短或等T_1长T_2信号影，信号较均匀，脊髓多受压变形。增强扫描病灶边界强化明显。偶可见囊肿有窦道经椎间隙、皮下组织与皮肤表面相通，在皮肤表面可见瘘口。畸胎瘤多为混杂信号，如以脂肪成分为主，脂肪抑制像可被抑制，是MRI诊断畸胎瘤的重要标志。

4.诊断

(1)儿童腰背部正中线的皮肤异常如包块、色素沉着、毛发增生等,肢体有进行性肌力下降,长期尿失禁或便秘。

(2)腰背部有皮毛窦形成,长期有炎性分泌物,中枢神经系统感染反复发作,或伴有脊髓神经根症状。

(3)病史较长,有一侧肢体肌萎缩或关节变形,或伴有脊柱畸形,逐渐有脊髓或神经根受压症状。

(4)门诊 X 线片筛查发现隐性脊柱裂者,应考虑先天性椎管内肿瘤的存在,MRI 是确诊的可靠依据。

5.治疗　椎管内表皮样囊肿、皮样囊肿和畸胎瘤一经确诊,应尽早手术切除。对于椎管内囊肿经皮下窦道与皮肤瘘口相连的病例,临床常出现感染反复发生、经久不愈的情况,已合并感染者应先抗感染治疗,感染控制后再行手术。由于硬脊膜下或脊髓内的皮样囊肿囊内多有感染存在,应力争完整切除以免破溃后感染扩散。同时术中应以湿棉条保护周围组织,避免内容物溢出污染导致术后脑脊髓膜炎的发生。术中应在显微镜下尽可能全切除瘤壁避免复发,同时使用电生理监测避免损伤脊髓和神经。合并感染的肿瘤,术中用含抗生素的生理盐水反复冲洗手术野防止感染扩散。肿瘤囊壁为纤维结缔组织,生长缓慢,术中如不能完整切除可采取部分或次全切除以获得症状缓解,择期再行 2 次手术处理肿瘤复发。

【脂肪瘤】

1.概述　椎管内脂肪瘤常见于先天性脊柱裂的儿童,也称为“脂肪性脊膜膨出”,发病率约为 0.25‰。腰骶的椎管内脂肪瘤常与脊髓拴系合并存在,导致患儿进行性加重的神经功能缺失和括约肌功能障碍。手术主要目的是防止神经功能障碍进行性加重,对术前已经存在的神经功能障碍,术后难以获得显著的改善。所以目前主张在患儿生后 2 个月左右即行手术治疗,可获得较好的疗效。

椎管内脂肪瘤多合并神经管闭合不全,胚胎发育过程中腰骶部皮下异常增生的纤维脂肪组织穿过腰背筋膜经过缺损的椎板进入椎管内,粘连甚至浸润脊髓形成拴系,部分病例脂肪瘤浸润取代硬脊膜而失去正常的解剖结构。根据脂肪瘤存在部位不同可分为圆锥脂肪瘤、终丝脂肪瘤(或终丝脂肪变性)、脊髓内脂肪瘤、硬脊膜外脂肪瘤,其中以前两者多见。

2.临床表现

(1)皮肤异常:表现为腰背部、骶尾部中线上无张力的突出于皮面的皮下脂肪包块,有时肿块偏向一侧;多数皮肤外观正常,少数伴有毛发增生、血管瘤、皮肤窦道或异常色素沉着等。

(2)感觉、运动障碍:出生后渐出现进行性加重的神经功能障碍,常见双下肢进行性无力或跛行,伴感觉减退。可伴有单、双侧马蹄状内翻足畸形和脊柱侧弯畸形。

(3)括约肌功能障碍:随年龄增长括约肌功能障碍逐渐加重,表现为小便失禁、顽固便秘等,尤以排尿功能异常为突出表现。

(4)伴发脑积水:约25%患儿可伴有脑积水。

3.影像学表现 临床上以大小便功能障碍或腰背部、骶尾部包块或皮肤先天异常就诊患儿应进行影像学检查以确定椎管有无异常。临床多采用脊柱X线平片或CT检查,可发现有无脊柱裂、脊膜膨出等畸形,异常者应进一步行MRI检查。CT显示脂肪瘤呈低密度影,MRI可以提供三维图像用于明确椎管内脂肪瘤形态及与脊髓神经的关系。典型的脂肪信号为短T_1短T_2信号,增强后无强化,脂肪抑制像可明确诊断,MRI矢状位片对脊髓圆锥低位、脊髓拴系和脊髓空洞的显示较为清楚。CT三维重建图像可以更清楚显示其他脊椎畸形如半椎体、椎体融合及骨刺型脊髓纵裂(脊髓双干)伴脊髓拴系等。

4.治疗 既往认为椎管内脂肪瘤手术治疗的目的是减少脂肪瘤的体积,减轻对神经的压迫从而改善神经功能。现已证实脂肪瘤固定脊髓圆锥及终丝使其不能随脊柱的发育正常地上升,从而脊髓被牵拉导致脊髓慢性缺血缺氧,继而神经退行性变是形成脊髓拴系综合征的主要机制,也是术后迟发性括约肌功能障碍和运动功能障碍的危险因素。椎管内脂肪瘤的手术治疗原则是在保留神经功能的前提下尽可能切除肿瘤,解除拴系。因脂肪瘤与脊髓和神经根关系密切,术中多数只能大部切除肿瘤。因脂肪瘤生长缓慢或基本不再增大,且脂肪瘤的大部切除及拴系松解已达到改善和保护神经功能的目的,所以不主张勉强过多切除脂肪瘤,以免加重神经功能的损伤。术中电生理监测对于积极切除肿瘤和松解拴系,同时避免神经损伤具有重要作用。

对无症状的椎管内脂肪瘤的处理存在争论,尤其是无症状圆锥脂肪瘤和终丝脂肪瘤(或终丝脂肪变性)可以维持多年无症状。部分学者主张积极预防性手术,而多数认为手术不能改变未出现症状肿瘤的自然转归,因此对于没有症状的儿童不提倡预防性松解手术。

【肠源性囊肿】

肠源性囊肿是胚胎发育第3周时,内胚层原肠组织向背侧突起穿过中胚层(原椎)裂隙到达原始神经外胚层,在椎管异位形成的囊肿,或者是原肠内胚层在

Hensen结节或原始胚痕处与神经外胚层粘连，导致椎管内形成原肠憩室。肠源性囊肿临床较少见，男性多于女性，可合并其他发育畸形如椎体异常、胃肠道憩室、肠管畸形、纵隔或后腹膜囊肿等。

椎管内肠源性囊肿好发于颈段和上胸段，在延颈髓交界区、腰骶部少见，大多位于脊髓腹侧。病理检查可见囊肿壁由单层纤毛柱状上皮细胞构成，下方为基底膜和结缔组织，囊内为水样或胶冻状液体。临床症状根据囊肿所在的部位不同可表现为神经根痛、肢体运动障碍、感觉障碍、括约肌功能障碍等，症状可缓慢逐渐出现或突然加重。

影像学检查MR1矢状位成像可更好地确定囊肿的形态、部位及脊髓受压情况。囊肿多呈长T_1或等T_1长T_2囊性信号，边界清楚，增强常无囊壁强化。

肠源性囊肿为良性病变，对已有神经功能障碍者宜尽早手术，以解除脊髓压迫。术中应争取全切囊肿，如囊壁与脊髓和神经根粘连紧密，可部分保留，并以电灼处理残余囊壁。囊肿切除后患儿在短期内即可有明显功能恢复。

第二节　脊髓血管畸形

一、脊髓动静脉畸形

（一）概述

脊髓动静脉畸形（SCAVM）也被称为脊髓动静脉性血管病变（SCAVLs），是指动、静脉间存在短路的脊髓血管病变，为先天胚胎发育异常所致，约占脊柱疾病的2%～4%。脊髓动静脉畸形可分为脊髓髓内动静脉畸形（AVMs）和硬膜内髓周动静脉瘘（PMAVF）。

脊髓髓内动静脉畸形是指由脊髓动脉供血，位于脊髓髓内的畸形血管团。脊髓髓内动静脉畸形与在神经胚形成期间的异常有关，与神经纤维瘤病、脊髓拴系综合征、Rendu-Osler-Weber、Klippel-Trenaunay-Weber以及Parkes-Weber综合征有关。SCAVM常伴发神经纤维瘤病及动脉瘤，约20%～44%的病例可伴发动脉瘤，并引起出血。该病较硬脊膜动静脉瘘发病率低，占脊髓血管病的36%～45%，是第二常见的脊髓血管病。男性患者稍多于女性，出现症状最常见的年龄是30～50岁。脊髓AVM位于颈髓的约为30%，胸腰段脊髓的约占70%，与脊髓各段的体积在整个脊髓的占比相对应。圆锥AVM是脊髓AVM的特殊类型。圆锥AVM通常范围较大，有多支供血动脉，常与脊髓拴系综合征伴发。

硬膜内髓周动静脉瘘由 Djindjia 等于 1977 年首先描述，由脊髓前和(或)脊髓后动脉与脊髓前、后静脉直接交通，病灶(瘘口)位于脊髓表面，由 1 支或数支脊髓前、后动脉分支供血，并不存在畸形血管团，病变可位于脊髓的任意节段，常位于脊髓胸腰段结合处，以圆锥和马尾居多。该病一般多发于青年患者，无明显性别差别。

(二)病理与病理生理

脊髓动静脉畸形的发病机制主要有 5 种：①盗血，SCAVM 形成动静脉间短路，使正常脊髓组织供血减少而致病；②动静脉间短路直接导致脊髓静脉压高，致使脊髓静脉回流减少、脊髓充血，血液淤滞；③较强的动脉血压作用于发育不全的畸形血管，导致其破裂出血，压迫或血管痉挛效应促使脊髓血供障碍；④畸形血管团或扩张的引流静脉形成占位效应，压迫脊髓；⑤少数 SCAVM 诱发血栓形成，致使周围脊髓组织供血障碍或静脉回流受阻。

1.脊髓髓内动静脉畸形的病理生理 脊髓髓内动静脉畸形的特征是缺乏毛细血管床的动静脉直接连接，由于其循环特征为低阻力循环，动脉端压力直接传导至静脉端，从而引起高流量的血管畸形，所以其压力低于正常的供血动脉但高于正常的引流静脉。

根据畸形血管团的形态可分为髓内球形动静脉畸形(GAM)和髓内幼稚型动静脉畸形(JAM)。球形 AVM 由脊髓动脉供血，畸形血管团位于脊髓髓内或软膜内，局限呈球形，多为脊髓前、后动脉分支供血，引流静脉为正常脊髓静脉；幼稚型 AVM 主要见于 15 岁以下儿童，又被称为青少年型 AVM。该型病灶范围广，充满受累节段之椎管内，与正常脊髓组织混杂在一起，畸形血管团可有多个供血动脉和引流静脉，脊髓前、后动脉均可参与畸形血管团和正常脊髓的双供血。

2.硬脊膜下髓周动静脉瘘的病理生理 Gueguen 和 Merland 等将硬脊膜下髓周动静脉瘘分为 3 个亚型：Ⅰ型(小型瘘)由单支细长的动脉供血，单支静脉引流，引流静脉轻度扩张，血流缓慢；Ⅱ型(中型瘘)由 1～2 支动脉供血，供血动脉明显扩张扭曲，引流静脉也明显扩张，血循环加速；Ⅲ型(巨型瘘)由多根粗大动脉供血，引流静脉显著扩张，血液循环更快。血液盗流造成的脊髓血流动力学改变是本病的主要病理生理学特征。由于动静脉血的短路，脊髓节段内的血液向压力较低的瘘口处分流，造成脊髓缺血，髓内血流速度减缓，引流静脉的扩张可造成对脊髓的压迫症状，本病造成的髓内出血较为少见。

(三)临床表现

脊髓动静脉畸形的症状可以是急性的、也可以是进展性的，大多数的症状进展相对急性。出血是最常见的症状，与出血相关的死亡率可达到10%～20%。儿童较成年患者更容易以出血为就诊症状，与脑AVM相比，脊髓AVM的再出血率高于前者。在初次的出血后，第1个月内的再出血率为10%，第1年的再出血率为40%。若没有出血症状，静脉瘀血也可导致其他症状。SCAVM其他常见症状有：截瘫，感觉障碍，根痛及膀胱、直肠括约肌功能障碍；其他少见症状有小儿高流量SCAVM可出现心衰，反复出血者可表现为脑膜刺激征、脑积水及高颅压等，使其表现不典型，影响早期诊断。少数硬膜内血管畸形可伴其他部位血管畸形，如脑血管畸形、胸腔血管畸形、皮肤血管瘤、椎体血管瘤等。圆锥AVM可表现为脊髓病或神经根病等。

硬膜内髓周动静脉瘘大多表现为缓慢进行性加重的圆锥及马尾的脊髓神经根症状，也有部分以自发性蛛网膜下腔出血起病。

(四)辅助检查

1.髓内动静脉畸形

(1)磁共振(MRI)：MRI可以无创、直观、全面地了解病灶及脊髓受损情况，其高度敏感，能够发现几乎所有的脊髓AVM，并能发现血管造影不能显影的隐匿型髓内动静脉畸形。典型脊髓AVMMRI表现为：点、团、索状混杂的无信号区(流空)，T_2加权图像上有高信号的脑脊液影对比，流空征象更为明显。较小的SCAVM，T_1WI为混杂信号，T_2WI为高低信号不等的改变(慢性血肿与水肿相间)。亚急性出血在T_1加权像上呈高信号，病变附近脊髓增粗，T_2信号变化可表示因静脉瘀血导致的脊髓水肿。T_1和T_2加权像可见血管巢周围的低信号区(对应血色素沉积)，以及多发的血管流空(轴位)和迂曲扩张的血管结构(矢状位和冠状位).对应供血动脉和引流静脉。极少数患者，因其既无特异的临床表现，又无临床医师较为熟悉的典型MRI征象，故常使诊断延误。因此对于临床上表现为慢性进行性脊髓功能障碍、MRIT_2WI图像上显示高信号，而无低信号，并有血管流空影的患者，也应行脊髓血管DSA，以免将SCAVLs引起的静脉充血性脊髓病误诊为脊髓炎或脊髓髓内肿瘤。

(2)磁共振血管成像(MRA)：采用不同时相成像和三维重建成像的MRA，可以较好地显示供血动脉、引流静脉、畸形血管或瘘口。用MRA作为本病的筛选检查，可增强检测的敏感性。另外，用MRA进行术后随访、评估治疗效果，具有简易、无创等优点。

(3)脊髓血管造影(DSA)：脊髓血管造影是诊断脊髓AVM的金标准，可以准确观察病变的供血动脉、引流静脉、有无动脉瘤及有无并发其他血管病变的情况，是制订治疗方案的基础，目前仍不能被其他方法所取代。对疑诊病例，应作选择性全脊髓血管DSA，以免因漏插脊髓血管(因病灶有时会有远距离供血)或因显影效果差、影响判断而造成漏诊。其不足是：有创，不宜反复随访，不能显示脊髓受累情况，部分髓内AVM不能显影而成为隐匿型。

(4)脊髓碘油(水)造影及造影后脊髓CT检查：通过显示蚯蚓状充盈缺损，对脊髓AVM有初步了解，但阳性率不高。现已很少应用。

2.硬脑膜下髓周动静脉瘘　硬脑膜下髓周动静脉瘘辅助检查：①腰穿脑脊液检查正常；②X线片见椎管扩大；③脊髓造影可见异常血管影，可出现梗阻或充盈缺损，但脊髓直径正常；④MRI图像上病变可见大的流空影；⑤脊髓血管造影是诊断髓周动静脉瘘的金标准，对制定治疗方案有重要意义。脊髓血管造影可显示瘘口部位、大小、供血动脉、引流静脉及循环时间等。

(五)诊断与鉴别诊断

1.脊髓AVM的诊断与鉴别诊断

(1)诊断：脊髓AVM的临床表现多样，其高流量病变表现为蛛网膜下腔出血和急性脊髓综合征，其低流量病变表现为因静脉高压引起的脊髓病变综合征。过去的辅助检查为椎管造影，典型表现为“虫袋征”和脊髓增粗。还可进行CT椎管造影检查，可判断AVM位于髓内或髓外，并可发现病变引起的骨质改变。目前，脊髓MRI可以准确地显示病变，但其诊断的金标准仍然是全脊髓血管造影，该检查可以为治疗提供血管构筑学等关键性依据。

(2)脊髓AVM可与脊髓髓内海绵状血管瘤、脊髓感染等进行鉴别诊断。

①脊髓髓内海绵状血管瘤：当隐匿性脊髓AVM在MRI出现环状低信号而无血管流空影时，易被误诊为脊髓髓内海绵状血管瘤。可以根据脊髓MRI进行鉴别。如T_1WI、T_2WI有小的不规则高信号者，应首先考虑隐匿性血管畸形。若病变环状低信号影或车轮状异常信号影很明显，可考虑脊髓髓内海绵状血管瘤的诊断。

②急性脊髓炎：当脊髓AVM患者突然出现出血等急性脊髓功能障碍时，可被误诊为急性脊髓炎。如行MRI检查未出现明显的血管影，仅表现为轻度脊髓肿胀，则会更加倾向于急性脊髓炎的诊断。这些病例如经标准的内科治疗后复查，症状改善，且MRI示脊髓肿胀减轻，脊髓变细，则考虑急性脊髓炎。如脊髓肿胀无改善，或复查MRI发现椎管内异常血管影者，考虑脊髓AVM等血管性病变，可行脊髓血管造影，明确诊断。

2.髓周动静脉瘘的诊断与鉴别诊断

(1)诊断:根据患者缓慢进行性加重的圆锥及马尾的脊髓神经根症状及体征,辅以脊柱平片骨质破坏及MRI脊髓表面的血管扩张影像,可考虑本病,但最终确诊有赖于脊髓血管造影。

(2)鉴别诊断:髓周动静脉瘘一般要与脊髓髓内肿瘤、脊髓AVM鉴别。

①脊髓髓内肿瘤:当局限性或弥漫性髓周动静脉瘘患者出现进行性脊髓功能障碍,MRI示局限性脊髓增粗,伴髓内出血、水肿时,若血管流空影不明显,往往误诊为脊髓髓内胶质瘤。另一种情况,当病变存在动脉瘤样或静脉瘤样扩张,且存在血栓形成,导致脊髓受压时,也可误诊为脊髓髓内肿瘤。其鉴别要点主要是分析脊髓MRI,当脊髓肿胀区域内可疑存在血栓形成的血管影,或在T_1WI上发现低信号血管流空影,在T_1WI增强图像上发现细点状强化血管影时,应行全脊髓血管造影,明确诊断。

②脊髓AVM:髓周动静脉瘘与脊髓AVM的MRI影像均显示脊髓增粗和脊髓内外的血管流空影,DSA亦可见多支供血动脉、多瘘口、多支引流静脉,其根本区别为:脊髓AVM的供血动脉和引流静脉之间存在畸形血管团,而髓周动静脉瘘的供血动脉和引流静脉之间是直接交通。

(六)治疗

1.髓内动静脉畸形的治疗　不同类型的SCAVM应采取不同的治疗态度与方法。治疗方法包括手术、栓塞两种。SCAVM可因脊髓静脉高压、畸形血管破裂出血、血栓形成、动静脉盗血和扩张畸形血管的占位压迫等因素,或直接压迫、破坏脊髓,或引起脊髓缺血、软化,从而导致严重的脊髓功能障碍,故及时、正确的治疗十分重要。

SCAVM文献中有球形与幼稚型之分,通常认为,球形AVM,若供血动脉较细长扭曲或为隐匿型AVM,适宜手术治疗;若供血动脉较粗直,选用栓塞治疗既可避免手术对脊髓组织的损伤,又能栓塞病灶。青少年型AVM最少见,病灶广泛,多根粗大动脉供血,手术及栓塞治疗效果均不理想。Spetzler建议手术与介入结合进行,方法是先多次栓塞小供血动脉,再用不可脱球囊临时阻断脊髓前动脉,手术全切除病灶,为此病治疗提供了经验。目前也有专家指出,只要在MR和DSA上显示病灶局限和集中的,都可施行手术治疗。对于畸形灶位于背侧或背外侧、血供主要来自脊髓后动脉的,可直接施行手术;对于畸形灶位于腹外侧、优势血供来自脊髓腹侧、特别是源自病灶对侧时,可先行栓塞治疗,将优势供血动脉特别是源自腹侧或对侧的供血动脉栓塞后再行手术治疗,以减少手术风险。手术前,要仔细复习 MR 与 DSA，以清晰了解畸形灶在脊髓纵向与横向上的部位，所有供血动脉的来源、走向和进入畸形灶的部位，以及引流静脉特别是优势引流静脉近畸形端的部位，制订正确的手术方案与步骤。

手术治疗能直接切除或闭合病灶。效果确切永久，不受供血动脉行程影响，能去除占位性病灶对脊髓的压迫。其缺点有：相对创伤大，有可能损伤周围脊髓组织或术中畸形血管破裂出血，供血动脉或瘘口有时辨认困难。为克服这些缺点，已有学者开展术中脊髓血管造影、术中血管内临时阻断供血动脉、术中感觉诱发电位监测等技术，有利于识别病灶、保护正常脊髓组织及控制出血。

(1)手术治疗：一般采用标准的椎板切开术，至少暴露病变上下各一个节段椎体，从脊髓后正中沟进入。SCAVM 手术时，首先切开蛛网膜，确定畸形灶的确切部位，并根据血管的部位、色泽、粗细、形态、管壁厚薄与张力情况等，判断畸形灶周围血管是供应动脉还是引流静脉。通常色泽偏红、管径较细、走行较直、管壁较厚和张力较大且有搏动的是供血动脉，而颜色黯红、走行迂曲、管壁较薄的为引流静脉。继而根据 DSA 提供的信息，探寻各主要供血动脉，分别在其接近畸形灶处离断之；在降低畸形血管张力后，用低功率双极电凝，边皱缩边分离畸形血管，最后离断引流静脉，切除畸形灶。切除隐匿性 SAVM 时，宜在病灶最表浅处切开脊髓，进入血肿腔，沿畸形血管周围分离切除之，或如切除脊髓髓内肿瘤那样，沿血肿包膜分离，将畸形灶和继发的小血肿一并切除。由于这类 SAVM 无明显供血动脉，分离切除时通常不会引起麻烦的出血。

近年来，部分病例手术时，应用超声多普勒检测血管杂音的部位、音调和音强变化，以探寻畸形灶或瘘口、判断供血动脉(分别于临时阻断某血管的前后，用超声多普勒测定病灶部位的血管杂音，如在血管阻断后杂音强度降低的，提示该血管为供血动脉，如杂音强度无变化，提示该血管为引流静脉)，并于术中评估畸形灶切除程度或瘘口闭合情况。

手术时，除应掌握前述的手术方法外，还应注意以下几点：①切忌在未离断大部分供血动脉前电凝引流静脉，以免引起畸形灶难以控制的出血，妨碍手术正常进行；②脊髓血管畸形的供血动脉也和脑血管畸形一样，有终末动脉供血型和侧向分支供血型两种，前者供血动脉可以离断，因其只供应畸形灶而不供应脊髓；后者供血动脉主干(即影像学上的供血动脉)则不能离断，因其只是发出更为细小的动脉(即真正的供血动脉)供应畸形灶，而动脉主干还有分支供应脊髓，如果损伤这些动脉主干，会影响脊髓的正常血供，引起脊髓功能障碍；③需自髓外向髓内方向分离、切除畸形灶，只有当畸形灶与脊髓组织界面十分清楚时，分离、切除畸形灶才可不断深入进行；如难以分离出理想界面，就不宜强求手术切除的彻底性，以免损伤功能脊髓组织。至于隐匿性 SAVM，则应视病灶在脊髓横断面上的部位而定，病灶接近脊髓后外侧表面时，宜取后正中入路切除病灶；病灶位于脊髓腹侧表面，宜取前外侧入路切除病灶；若病灶位于脊髓中央或位于脊髓腹侧表面但无明显临床症状者，宜暂行观察。如能早期获得解剖根除，才可望获得较好的长期疗效。对于完全位于脊髓腹侧、血供丰富、手术切除十分困难的 SAVM，以及以前手术未能切除的残留畸形灶，可酌情施行栓塞治疗或放射外科治疗。

(2)介入治疗：血管内栓塞治疗始于 1972 年，由 Djindjia 首先应用。随着导管逐渐变细变软，栓塞材料改进，目前已广泛应用，其优点是创伤小、恢复快，供血动脉易于寻找，可及时了解治疗后病灶的改变。缺点有：①SCAVM 供血动脉较细长弯曲时导管难以达到病灶，使栓塞困难；②栓子随血液流动有异位栓塞危险；③介入栓塞病变血管，即使部分栓塞，均可有效减轻症状，但是因复发较频繁，需定期复查脊髓造影。早期的栓塞材料多见于使用固体栓子如干燥硬膜线段、lvalon 及微球等，目前应用液体栓塞剂（ONYX，GLUBRAN）直接注入病灶，疗效可靠。栓塞时微导管尽可能靠近病变血管巢进行栓塞。介入栓塞还可用于辅助手术，术前栓塞主要的供血动脉有利于手术治疗，尤其是对于有多支供血动脉的病变，如圆锥 AVM 等。

介入栓塞治疗适应证为：SCAVM 供血动脉粗，微导管能达到病灶或瘘的前端者。反之，微导管不能插至病灶或瘘口，则不宜选用栓塞治疗。为预防异位栓塞的发生，已有学者提出栓塞治疗应注意如下几点：①选用安全的栓塞途径，如同时有脊髓前、后动脉供血，则首选经脊髓后动脉；②若使用固体栓子，栓子直径不能小于 100μm，因脊髓动脉常发出直径小于 100μm 的沟联合动脉，这些动脉在造影时不能显影，使用小于 100μm 栓子有时可能致使这些动脉栓塞；③栓塞应分次进行，不能企图一次将所有畸形血管闭塞，因栓塞后常伴有继发性血栓形成，要留有余地；④栓塞过程中进行脊髓功能监测，如脊髓感觉、运动诱发电位等，对防止并发症的发生有重要意义。目前通过合理选择栓塞治疗可以使大部分的 SCAVM 患者得到好转或治愈。

2.髓周动静脉瘘（PMAVF）的治疗

(1)手术治疗：Ⅰ型 PMAVF 供血动脉细长，宜手术治疗，禁忌栓塞。对于由脊髓前动脉供血的小的瘘一般考虑手术切除，因为脊髓前动脉微导管到位难度大，可以使用电凝闭塞瘘口。术中确定 PMAVF 瘘口困难时，可用超声多普勒探寻瘘口和术中评估瘘口闭塞是否满意。Ⅱ型瘘有 1～2 支供血动脉，手术夹闭瘘口较安全，若选用栓塞，有时易引起脊髓前后动脉的栓塞，须慎用；对于供应动脉迂曲、导管不能到达瘘口、特别是瘘口位于脊髓背侧与两侧、手术易于显露者，可采取手术治疗。

（2）介入治疗：是Ⅲ型 PMAVF 的首选治疗方法。对于供血动脉较短，走行较直，管径较大，导管能顺利到达瘘口，特别是瘘口位于脊髓腹侧者，由脊髓前后动脉供血的病变，适宜栓塞治疗。对于大的多瘘口，多根粗大供血动脉，高流量，手术暴露困难，易出血，首选栓塞治疗。栓子可用球囊、弹簧圈或液体栓塞剂（ONYX，GLUBRAN），弹簧圈和液体栓塞剂效果较好且安全可靠。必要时可联合手术治疗。

（七）预后与展望

未经治疗的髓内 AVM 自然病程尚不清楚。由脊髓病变的进展和继发的出血引起的症状会进行性加重，这在 31%～71%的多年随访患者中得到了验证。手术对于致密型动静脉畸形的效果好于弥散型动静脉畸形。手术后神经症状改善率约为 40%～87%，无变化为 53%～10%，较术前加重约为 3%～7%，功能良好率约为 86%。约 2/3 的患者遗留慢性钝痛综合征。介入治疗完全闭塞率约为 24%～53%，短期及长期并发症发生率均为 10.6%～14%，术后约 20%的患者出现症状恶化。术后患者神经功能的恢复主要取决于术前功能障碍持续的时间和程度。不论手术还是介入治疗，如治疗及时，许多患者在术后均可能有明显的症状改善或痊愈；但如果治疗延误，患者在 2～3 年内可发展成不可逆的严重功能障碍，预后很差。

二、硬脊膜动静脉瘘

（一）病因学

硬脊膜动静脉瘘（SDAVF）是一种能治愈的脊髓血管畸形，指供应硬脊膜或神经根的一条或多条动脉在椎间孔处穿过硬膜时，与脊髓引流静脉（根静脉）的直接交通通道，是一种常见的脊髓血管畸形，约占所有脊髓动静脉畸形的 70%。1926 年，Foix 和 Alajouanine 首次报道了这种疾病所致脊髓损伤的晚期病理形态，称之为 Foix-Alajouanine 综合征。他们认为这是一种“亚急性坏死性脊髓炎”。该病的血管病理学基础直至 50 年后才由 Kendall 和 Logue 认识清楚。它是指硬脊膜在椎间孔平面出现动静脉间的微小瘘口（约 140μm）所致的一系列异常改变，其临床表现没有特异性，常呈隐匿性发病。患者从发病到被明确诊断的时间平均为 15 个月。往往患者就诊时即有不同程度的功能障碍，延误了最佳的治疗时间，因此，早期诊断、早期治疗显得非常重要。

(二)流行病学

硬膜AVF是最常见的脊髓血管病,大概占65%～80%,男性多见,病变多见位于脊髓胸腰段,以T_7～T_9最常见。

硬膜AVF占脊髓AVM的55%～80%,好发于男性,男女发病率之比为7∶1,多于40岁后发病,出现症状的时间平均为60岁,范围在28～83岁之间,以中老年男性多见。该病目前被认为是一种后天获得性疾病,多发生在下胸段和腰段,其中T_7、T_8、T_9是最常见的病变节段。85%的病变在T_6以下。

(三)病理与病理生理

多数AVM可通过血管造影明确其供血动脉、血管团或瘘口及引流静脉的形态,但硬膜AVF有时因病灶太小,血管造影难以清楚显示其血管行程,McCucheor等将手术切下之6例T_6～T_{12}范围内硬膜血管畸形的整块病灶,包括附近的硬膜、神经根及硬膜袖等,进行显微解剖研究,即用稀硫酸钡插管注入与病灶有关的硬膜动脉及脊髓静脉,同时进行连续高清晰度X线照片,发现有数根发自肋间动脉及腰动脉的中小型动脉分支汇聚至病灶(瘘口)处。这些供血动脉在硬膜中先分为2～3支,后分支小血管吻合1～3次,并缠绕成索状动脉襻,最后经或不经毛细血管丛直接与一根脊髓静脉相通。研究结果从显微解剖上证明,硬膜血管畸形实际为动静脉瘘,由多根动脉供血,1根静脉引流,也可解释硬膜AVF经栓塞后为何会有再通可能。简单来说,就是病灶(瘘口)主要位于神经根附近的硬脊膜上,由肋间动脉或腰动脉的硬膜支供血,引流静脉为脊髓表面静脉。Anson和Spetler主张将此型分为两个亚型:Ⅰa为单根动脉供血,Ⅰb为多根动脉供血。

SDAVF的病因尚未明确,现认为是多因素造成的。国外也有文献认为是脊髓空洞、外伤和手术造成的。现已证实,在腰骶部的动脉和静脉之间存在着流速缓慢、低流量、高压力的瘘口,引流到髓周蛛网膜下腔的静脉系统。由于引流静脉与脊髓冠状静脉丛交通,压力可传递到冠状静脉丛,使动静脉压力梯度下降,导致髓内血管扩张和组织压升高。这种血管内压力的变化,向邻近的脊髓实质传递,使脊髓水肿逐渐加重,甚至造成脊髓脱髓鞘或坏死。大部分患者脊髓水肿是慢性起病,严重的坏死或急性起病很少见。约有1%的SDAVF患者,临床表现为蛛网膜下腔出血,其确诊时间相对较短。高位脊髓节段硬膜动静脉分流,特别是在颅颈交界区,有可能引起蛛网膜下腔出血。因此,对有蛛网膜下腔出血而脑血管造影阴性者,需要考虑是否有延—颈髓交界区SDAVF。目前,多数学者认为,脊髓静脉高压是SDAVF的主要病理生理学机制。

（四）临床表现

SDAVF多见于中老年男性，表现为自下向上缓慢进展的脊髓感觉、运动和括约肌功能障碍。一般症状呈进行性加重，常继发出现步态、运动系统及感觉症状异常，如脊髓运动神经元受累，可出现肢体软瘫或硬瘫。患者可出现用力后症状加重（神经源性跛行）或当体位改变时症状加重。如不经治疗，可在1～4年内完全截瘫。早期常被认为是多发的神经根病或前角运动神经元病，到确诊时，患者往往已完全丧失了自主活动的能力。

（五）辅助检查

确诊本病的最好方法是选择性脊髓血管造影，因它能清晰显示病变处的异常血管和在蛛网膜下腔内扩张迂曲的血管。脊髓血管造影是诊断瘘口位置、辨别供血动脉和评价静脉引流的标准。因临床体征的平面是脊髓水肿的反应，与瘘口的位置可完全不一致。为了确定瘘口位置，所有供应硬膜的供血动脉都必须造影。80％～90％的SDAVF分布在胸髓的下部和腰髓的上部，在肋间动脉和腰动脉注射对比剂，大部分情况下能找到瘘口。如果水肿位于颈髓，应该通过在主动脉弓上（锁骨下、椎动脉、肋颈干、甲状颈干和颈外动脉）置管寻找颈部瘘的来源。

其次，MRI检查也是脊髓DAVFs重要的筛查手段之一，MRI图像上T_2像及增强后T_1像，病变脊髓表现高信号，有明显的脊髓水肿表现。MRI可以作为筛选的手段，它可以提供很多有诊断意义的信息，如有无髓周扩张血管、脊髓充血水肿及脑脊液循环障碍。现代高场强MRI的发展，使充血扩张的冠状静脉和正常增宽的蛛网膜下腔冠状静脉丛更易区分。正常的静脉表面光滑，很少有扭曲，而充血的冠状静脉丛表面粗糙有结节，血管多扭曲。据报道，大约有90％的MRI T_2加权像中蛛网膜下腔出现血管流空影，强化后期方出现扩张迂曲的静脉。计算机断层血管造影（CTA）技术在确定瘘口的节段方面很有前景。

（六）诊断与鉴别诊断

1.诊断　根据患者进行性加重的脊髓功能障碍的病史和体征，结合脊髓MRI和脊髓血管造影可确诊本病。尤其对于中年以上男性出现进行性的双下肢感觉运动障碍，更应进行脊髓MRI和脊髓血管造影检查。脊髓血管造影是诊断脊髓DAVFs的金标准，一般可先行胸腰段脊髓血管检查，再行骶部检查，如未发现病变需再行全脑血管造影。

2.鉴别诊断　脊髓DAVFs一般要与脊髓AVM和脊髓髓周动静脉瘘（PMA-VF）、脊髓积水症、椎间盘突出鉴别。

（1）脊髓AVM和脊髓髓周动静脉瘘（PMAVF）：因脊髓DAVFs与脊髓AVM

临床表现相似，MRI 表现都是血管流空影像，故可能出现误诊。脊髓 DAVFs 因脊髓水肿，其 MRI 影像可不增粗或轻微增粗，血管流空影在脊髓周围，DSA 示根髓动脉的硬脊膜支与根髓静脉间直接交通，通常仅 1 个瘘口，很少出现动脉瘤样和静脉瘤样扩张，故有别于脊髓 AVM 和脊髓髓周动静脉瘘。

(2)脊髓积水症：脊髓 DAVFs 患者表现为慢性进行性脊髓功能障碍，在 MRI 上出现脊髓中央腔化且无明显血管流空影时，可被误诊为脊髓积水症。两者的鉴别为：当患脊髓积水症时，往往存在 Amold-Chiari 畸形，脊髓中央的空腔大而明显。脊髓 DAVFs 患者多无 Arnold-Chiari 畸形，脊髓中央的空腔呈细管状，椎管内往往可见细点状血管影，以此可以鉴别。

(3)椎间盘突出：当脊髓 DAVFs 患者表现为上下肢的麻木、疼痛、乏力，X 线检查有椎间隙狭窄等退行性变时，如患者脊髓的血管流空影不明显，往往被误诊为椎间盘突出。两者的鉴别为：椎间盘突出时，多呈间歇性发作，外伤诱因明显，疼痛剧烈，呈放射性，定位准确，但运动障碍轻微。脊髓 DAVFs 多为渐进性发病，无明显诱因，脊髓功能障碍进行性加重，MRI 示脊髓水肿，有时可见血管流空影，此时可进一步行脊髓血管造影，明确诊断。

(七)治疗

手术及介入治疗都能有效治疗此病。手术治疗效果较为确切，但损伤较大，栓塞治疗创伤较小，两者各有利弊。

1.*手术治疗*　SDAVF 应首选手术治疗。手术的目的与成功的关键是准确定位和闭塞瘘口，以及切断或闭塞瘘口处的引流静脉近端，但不能广泛切除引流静脉，否则会加重脊髓功能障碍，因为引流静脉也参与脊髓血液的回收。绝大多数瘘口位于脊神经后根硬脊膜袖口的上下或背侧附近，故手术闭塞瘘口操作简单、疗效可靠；但有时瘘口位于神经根的腹侧，需切开蛛网膜、分离神经根，仔细探查方能发现；当供血动脉起始部与瘘口部位远离充血性脊髓病变区域时，应根据 DSA 提供的信息，即在显示瘘口的部位，施行瘘口闭塞术。具体操作为：术中暴露两个节段的椎板，充分暴露病变处神经根，至中线处打开硬膜并向两侧牵开；充分暴露硬膜处的根引流静脉，予以电凝阻断。术中判断手术成功的标志是：怒张的引流静脉塌陷、颜色变黯红、超声多普勒检测病变区血管杂音消失。对于因各种原因造成病情急剧恶化，甚至完全性软瘫的患者，也应积极准备，施行急诊手术，往往能收到意想不到的效果。手术后病情没有改善的病例多是那些术前呈慢性进行性神经功能障碍较为严重的病例，可能与较长时期充血性脊髓病变导致脊髓不可逆性变性有关。这同样提示，对 SDAVF 早诊早治尤为重要。对有手术禁忌者，可试行介入治疗。

2.*介入治疗*　对于该病的治疗还有不同的观点，有人认为，SDAVF 可首选介入治疗，只有当栓塞物（ONYX 等）不能弥散至引流静脉近端时，才考虑手术治疗。介入治疗时，需栓塞瘘口，并保留引流静脉的通畅，栓塞剂一般选择是 GLUBRAN 及 Onyx 胶，在栓塞过程中，只有当栓塞物到达引流静脉的近段时，栓塞才能最有效，否则有再次复发的可能。本病栓塞的不利因素有：严重的粥样硬化性病变，病变供血动脉太细而导管难以到位，供血动脉同时供应正常脊髓的血管等。介入治疗不仅适用于不适合手术治疗的患者，也可以作为临时措施有效减轻静脉的瘀血症状，为下一步手术提供准备。

（八）预后与展望

本病预后取决于就诊时的神经功能缺失情况。随着对本病的病理解剖和病理生理学的深入了解，以及 MRI、DSA 技术的发展，使得诊断和治疗水平有了很大的提高。而且通过 MRI、增强 MRI 和 CTA 更易于对这种患者进行筛选。然而该病发展缓慢，症状不典型，就诊时脊髓损伤已经很重，故目前往往治疗效果欠佳。如何改善患者术后功能，尚有待进一步研究。

第六章　功能神经外科疾病

第一节　癫痫

癫痫包括一组疾病及综合征，以在病程中反复发作的神经元异常放电所导致的暂时性神经系统功能失常为特征，表现为运动、感觉、意识、行为和自主神经等不同障碍或合并发生。

一、诊断标准

1.临床表现　详细询问病史、病因，儿童应着重了解出生史、发热史、家族史；有无发作先兆及发作诱因，发作前和发作时及发作后表现，发作频率变化，服药情况（何种药物，服药剂量，时间，效果）。

按症状可分为部分性与全面性两类。

部分性（局灶性）发作分为以下几种。

(1)单纯部分性发作（无意识障碍）

①运动性发作：包括局限性运动性发作、旋转性发作、姿势性发作和失语性发作，表现为每次发作中所波及的范围固定在某一范围内，意识清楚。

②感觉性发作：指体感性、视觉性、听觉性、嗅觉性和眩晕性发作。

③自主神经性发作：表现为腹部不适、面部潮红或苍白、出汗、恶心呕吐等。

(2)复杂部分性发作（意识障碍、颞叶或精神运动性发作）：单纯部分性发作之后出现意识障碍或开始即有意识障碍，临床常伴自动症，可有精神症状样发作。

(3)部分性发作继发全面性发作（继发出现强直—阵挛、强直或阵挛发作）：全面性发作（惊厥性或非惊厥性）分为以下几种。

①失神发作（癫痫小发作）。

②肌阵挛发作。

③强直发作。

④失张力发作。

⑤阵挛发作。

⑥强直—阵挛发作(大发作)。

此外,仍有未分类的癫痫发作。

2.辅助检查

(1)电生理检查:脑电图等电生理检查,可视情况缓慢减停抗癫痫药,脑电图监测时间较长为好,记录到临床发作更有利于诊断治疗,但需征求患者及家属同意。

①普通脑电图(包括过度换气、闪光刺激、睁闭眼试验等)睡眠诱发,剥夺睡眠和药物诱发。

②长程(24h 及以上)视频脑电图,除上述试验外,必要时可加用睡眠诱发、睡眠剥夺和药物诱发。

③必要时加做蝶骨电极、咽电极、卵圆孔电极。

④诱发电位检查如视听及体感诱发电位。

⑤手术评估的病例,如果癫痫灶定位困难或者需要精确定位神经功能区时,进行必要的颅内皮层电极和深部电极记录。

(2)神经影像学检查

①头部 MRI:可以加做颞叶的冠状位扫描 T_2 或 Flairy 像,薄层扫描。

②SPECT 或 PET:有条件者可做 SPECT 或 PET 检查。

(3)Wada(阿米妥钠)试验:如果需要确定优势半球,特别是语言、记忆优势半球,术前可以做本试验。

(4)神经心理学检查。

(5)脑磁图检查:如果定位癫痫灶需要,有条件者可以进行脑磁图检查。

二、治疗原则

1.手术治疗适应证

(1)系统服用抗癫痫药物,并在血药浓度监测下治疗 2 年以上仍难以控制的顽固性癫痫。

(2)脑内存在明确的结构性病变,发作难以控制的继发性癫痫。

(3)手术后不致出现严重并发症者。

(4)患者及家属充分理解手术,且手术愿望强烈。

2.术前处理　术前缓慢减停对术中皮层脑电图影响明显的抗癫痫药,但要注意可能出现癫痫发作频繁或癫痫持续状态。注意长期服用抗癫痫药物对肝、肾及凝血功能的影响,做好相应准备。

3.手术治疗

(1)术中常规皮质脑电(ECoG)监测,必要时行深部电极或深部核团监测。

(2)皮质病灶及癫痫灶切除术。

(3)颞叶前部及其他脑叶切除术。

(4)选择性杏仁核海马切除术。

(5)大脑半球切除术。

(6)胼胝体切开术。

(7)立体定向核团损毁术。

(8)软脑膜下横切术。

(9)多脑叶纤维离断术。

(10)迷走神经刺激术、脑深部核团刺激术。

4.术后处理　术后1～3d给予静脉或肌内注射抗癫痫药物,其后可改口服抗癫痫药。

5.疗效评定

(1)满意:术后癫痫发作完全消失或偶有发作。

(2)显著改善:术后癫痫发作频率减少75%以上。

(3)良好:癫痫发作频率减少50%以上。

(4)效差:癫痫发作频率减少<50%。

(5)无改善:癫痫发作无改善或更差。

6.出院医嘱

(1)休息3～6个月,以后酌情参加有规律而无危险性的工作。

(2)定期复查(半年,1年,2年、3年)抗癫痫药物血药浓度、神经心理检查和脑电图。

(3)继续正规服用抗癫痫药2～3年,如无发作遵医嘱逐渐减量,如再发作,则恢复原药量。

第二节　帕金森病

帕金森病又称震颤麻痹,是易发生于中老年的中枢神经系统变性疾病。主要病变在黑质和纹状体,是一种以肌肉震颤、僵直,运动减少为临床特征的疾病。原因不明者称为原发性帕金森病或震颤麻痹;脑炎、脑动脉硬化、脑外伤及中毒等产生的类似临床表现称帕金森综合征。

一、诊断标准

1.临床表现

(1)病史:帕金森病多起病缓慢,逐渐加剧。

(2)震颤:是因肢体的促动肌与拮抗肌连续发生节律性(每秒4～6次)收缩与松弛而引起。震颤最先出现于一个肢体远端,多由一侧上肢的远端(手指)开始,然后范围逐渐扩至同侧的上下肢。手指的节律性震颤形成所谓的“搓丸样动作”。症状在睡眠时消失。

(3)僵直:系锥体外系性肌张力增高,伸肌与屈肌的肌张力均增高。在关节做被动运动时,增高的肌张力始终保持一致,使检查者感到有均匀的阻力,临床上称之为“铅管样僵直”。在合并有震颤的情况下则在伸屈肢体时感到在均匀的阻力上出现断续的停顿,称之为“齿轮样肌张力增高”。

(4)运动障碍:肌僵直以及姿势、平衡及翻正反射等的障碍,从而引起一系列运动障碍。患者不能做精细动作,表现为书写困难,越写越小,面肌运动减少,形成“面具脸”。生活不能自理。

2.实验室检查

(1)脑脊液检查:常规指标正常,仅多巴胺的代谢产物高香草醛酸和5-羟色胺的代谢产物5-羟吲哚醋酸含量降低。

(2)尿常规检查:尿中多巴胺及其代谢产物高香草醛酸含量降低。

3.辅助检查　头部CT和MRI检查可见到脑萎缩等非特异性改变。

二、治疗原则

1.手术适应证　病程5年以上、药物出现不良反应或不能耐受药物治疗、年龄小于75岁、无重要脏器功能障碍,在征得患者及家属同意后,可行脑立体定向手术。

2.术前处理

(1)常规术前检查和准备,特别注意合并其他老年性疾病的治疗。

(2)术晨停用抗震颤麻痹药。

3.手术治疗

(1)神经核团射频损毁术。

(2)脑深部电刺激术(DBS)。

4.术后处理　调节电刺激参数及神经内科协助用药。

第三节　面肌痉挛

面肌痉挛是面神经支配的一侧面部肌肉发作性不自主反复抽动，无法自控，发作时颜面随意运动受限，常因精神紧张及劳累加重，入睡时消逝，多见于中年女性。

一、诊断标准

1.临床表现

(1)病史：一侧面部肌肉快速频繁的抽动，发作数秒或数分钟，间歇期一切如常。发作严重者可终日不停。

(2)体征：发作时可见面部肌肉抽动；间歇期正常，部分患者可伴有轻度面瘫。

2.辅助检查

(1)神经影像检查：头部CT、MRI检查，除外颅内器质性病变。

(2)肌电图检查。

3.鉴别诊断

(1)局限性癫痫：抽动幅度较大，抽动范围较广，如累及颈、上肢等；脑电图可见棘波。

(2)面神经炎：伴同侧面肌不同程度瘫痪，观察数月可恢复。

(3)Meige综合征：属于局限性肌张力障碍的一种，表现为双侧眼睑、面部或下颌肌肉抖动。

(4)肿瘤：伴有其他脑神经损害症状，头部MRI检查可显示肿瘤。

二、治疗原则

(1)术前处理同开颅术前常规检查和准备。

(2)手术治疗：CPA开颅探查，行显微血管减压术。

(3)术后处理：同一般开颅术，一般不用脱水药。

第四节　扭转痉挛

扭转痉挛又称变形性肌张力障碍、扭转性肌张力障碍。临床以肌张力障碍和骨骼肌、躯干肌呈缓慢而剧烈的不随意扭转为特征的运动。肌张力在肢体扭转时增高，扭转停止时则正常。目前本病病因不明，少数病例有家族史，常见于儿童或少年。

一、诊断标准

1.临床表现

(1)病史:多见于7～15岁,40岁以上发病者罕见。先起于一侧肢体远端,运动或精神紧张时加重,安静或睡眠中扭转动作消失。

(2)体征:以躯干、肩带、髋带肌为主的肌痉挛,近端重于远端。颈肌受侵表现为痉挛性斜颈;躯干肌受累则呈全身性痉挛或螺旋形运动。口齿不清,吞咽受限;智能减退。无肌萎缩,反射及感觉正常。

2.辅助检查　头部CT和MRI检查,除外颅内器质性病变。

3.鉴别诊断

(1)舞蹈病:舞蹈样不自主运动,但肌张力普遍降低。

(2)肝豆状核变性:家族性,以手足徐动、舞蹈样运动为主。

二、治疗原则

1.术前处理　同开颅前常规检查和准备。

2.外科治疗

(1)立体定向核团损毁术。

(2)脑深部电刺激术(DBS)。

(3)痉挛性斜颈者,采用受累肌群的选择性颈肌和项肌切断术;副神经前根切断术。

(4)术后处理同一般开颅术,但应使用镇静止痛剂。

第五节　三叉神经痛

三叉神经痛属于神经根性疼痛,多见于中老年人,是颜面部的反复发作性疼痛。病因明确者(如该神经根近脑干段受异常血管压迫或肿瘤、多发性硬化、蛛网膜粘连、带状疱疹后)称继发性三叉神经痛,原因不明则称原发性三叉神经痛。临床多以血管压迫为常见病因。

一、诊断标准

1.临床表现

(1)疼痛:局限于感觉根分布区,多以单侧牙痛或颜面、下颌鼻旁疼痛起病。

(2)在三叉神经一支或多支的分布区呈刀割样、电击或烧灼样剧烈疼痛。突发而持续数秒或数分钟后骤停,或伴发同侧流涎、流泪,面肌反射性痉挛。

(3)疼痛区常有扳机点,因洗脸、刷牙、进餐、说话等机械性因素而诱发疼痛发作。

2.辅助检查　头部CT和MRI检查可以明确病因。

二、治疗原则

1.非手术治疗

(1)药物治疗。

①卡马西平0.1～0.2g,每日2～3次,口服。

②苯妥英钠0.1g,每日3次,口服。

③野木瓜片3～4片,每日3次,口服。

(2)经皮穿刺三叉神经周围支封闭术:使用无水乙醇、甘油或石炭酸阻滞。

(3)经皮穿刺三叉神经根射频损毁术:三叉神经半月节热疗(60～75℃,30～60秒)。

2.手术治疗

(1)经耳后枕下入路:探查三叉神经根近脑干端,如有血管压迫,则行微血管减压术。如无血管压迫,则行感觉根切断术。

(2)经颞下三叉神经感觉根切断术。

(3)三叉神经脊髓束切断术。

(4)三叉神经根岩骨段γ刀治疗。

(5)对继发三叉神经痛应采取病因治疗。

第六节　舌咽神经痛

舌咽神经痛是指舌咽神经分布区的阵发性剧痛,常因舌咽神经根近脑干段受血管刺激、肿瘤压迫或不明原因所导致。

一、诊断标准

1.临床表现

(1)疼痛:发作突然,起于一侧舌根部、扁桃体区、咽后壁,呈刀割样、烧灼状剧痛,可向外耳道、耳后区或颈部放射。持续数秒钟,呈间歇性发作。

(2)扳机点：舌根部、扁桃体区、咽喉部可有疼痛扳机点，常因进食、吞咽、说话等机械性动作而诱发。

(3)偶见疼痛发作时伴晕厥、抽搐及心脏停搏。

(4)用4%丁卡因喷射咽后壁或扁桃体区，如疼痛减轻可与三叉神经痛下颌支痛鉴别。

2.辅助检查　头部CT和MRI检查可以明确病因。

二、治疗原则

1.药物治疗

(1)卡马西平0.1～0.2g，每日2～3次，口服。

(2)苯妥英钠0.1g，每日3次，口服。

2.手术治疗　药物治疗无效者或愿意首选手术者，可考虑如下手术。

①经颅后窝探查：如发现有血管压迫，可行微血管减压。

②经枕下入路：舌咽神经根切断术。

3.病因治疗　查明肿瘤者行肿瘤切除，同时行舌咽神经根切断术。

第七节　脑性瘫痪

脑性瘫痪是指因多种大脑病变所导致的，自出生起即已存在的肢体肌张力异常和运动障碍。

一、诊断标准

1.临床表现

(1)病史：出生前产妇曾有过如一氧化碳中毒、围生期病毒感染及难产史。

(2)体征：常表现为四肢肌张力增高，腱反射亢进，以双下肢为著，伴有双侧病理征阳性(Babinski征阳性)。上肢呈肘部内收，下肢股部内收，步行时呈剪刀或交叉步态。往往有马蹄内翻足存在。

(3)肌张力的测定(改良的Ashworth 5级法)

①Ⅰ级：正常肌张力。

②Ⅱ级：肌张力轻度增高，腱反射亢进。

③Ⅲ级：肌张力中度增高，踝阵挛(+)，关节活动“折刀感”。

④Ⅳ级：肌张力明显增高，关节屈伸受限。

⑤Ⅴ级:为完全僵直,关节活动能力丧失。

Ⅲ级以上者,有手术指征。

2.辅助检查　头部CT、MRI检查除外颅内器质性病变。

二、治疗原则

1.术前检查

(1)头部CT、MRI检查。

(2)脑电图。

(3)神经心理检查(IQ值低于50为手术禁忌)。

2.手术治疗

(1)立体定向脑内核团损毁术。

(2)选择性脊神经后根切断术(SPR)。

(3)脊髓埋藏电极刺激术。

第八节　精神外科疾病

利用外科学的方法治疗精神疾病已历经1个世纪,由于除神经外科的基础与临床外,尚涉及到精神科学、神经病学和社会心理等领域,该学科运用起来应极为慎重。目前主要用以治疗心理、药物、电休克及胰岛素休克等未能奏效的慢性精神病患者,手术病例应由精神科医师直接提供。

一、诊断标准

1.难治性慢性精神分裂症

(1)应符合DSM-ⅢR,病史在4年以上。

(2)抗精神病药物至少应用3种以上(其中必须包括氯氮平),每种药物必须足量并连续应用2个月以上无效。

2.难治性情感性精神病

(1)病史在3年以上的慢性抑郁症和反复发作的快速循环型躁郁症。

(2)抗抑郁药至少轮流应用阿米替林及丙咪嗪。

(3)抗躁狂药至少交替应用锂盐及卡马西平。

(4)三环抗抑郁药足量2个月无效。

3.神经症

(1)症状持续3年以上的强迫症。

(2)严重的焦虑症、恐怖症等。

二、治疗原则

1.术前检查

(1)头颅CT、MRI检查除外颅内器质性病变。

(2)脑电图。

(3)神经心理检查。

2.立体定向术　损毁脑内靶点是目前精神外科干预的主要手段。

3.手术疗效评价标准

(1)Ⅰ级:无任何症状,无需辅助治疗。

(2)Ⅱ级:轻症状,不影响日常生活。

(3)Ⅲ级:症状减轻,不良反应明显,已影响日常生活。

(4)Ⅳ级:症状无改变。

(5)Ⅴ级:加重。

参考文献

1.张永红.神经外科常见疾病诊治指南及专家共识[M].兰州：兰州大学出版社,2016.

2.周良辅.现代神经外科学(第2版)[M].上海：复旦大学出版社,2015.

3.张建宁.神经外科学高级教程[M].北京：中华医学电子音像出版社,2016.

4.张建宁,王任直,胡锦.神经外科重症监护手册[M].北京：人民卫生出版社,2016.

5.赵继宗,周定标.神经外科学(第3版)[M].北京：人民卫生出版社,2014.

6.刘玉光.简明神经外科学[M].济南：山东科学技术出版社,2010.

7.薛胜祥.现代神经外科疾病诊疗对策[M].长春：吉林科学技术出版社,2010.

8.赵世光.神经外科危重症诊断与治疗精要[M].北京：人民卫生出版社,2011.

9.何永生,黄光富,章翔.新编神经外科学[M].北京：人民卫生出版社,2014.

10.赵宗茂.神经外科急症与重症诊疗学[M].北京：科学技术文献出版社,2013.

11.王立波,郝鸿泽.实用外科诊疗新进展[M].北京：金盾出版社,2013.

12.冯华,朱刚,林江凯.颅脑创伤基础与临床[M].北京：人民军医出版社,2011.

13.姚志刚.神经外科急危重症诊疗指南[M].北京：科学技术文献出版社,2013.

14.郭剑峰,罗仁国,魏国明,等.临床神经外科诊断治疗学[M].北京：科技文献出版社,2014.

15.刘仍利.现代临床神经外科学[M].北京：科学技术文献出版社,2011.

16.米宽庆,高培君.神经外科急危重症学[M].武汉：湖北科学技术出版社,2012.